늙지 않는 뇌의 비밀

늙지 않는 뇌의 비밀

마음 챙김 명상법

혜명 김말환 지음

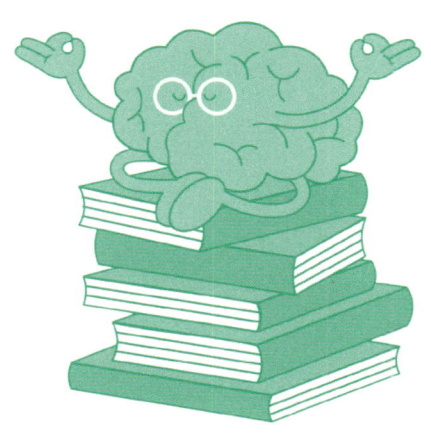

민족사

추천사

　나는 오랫동안 교직에 몸담아 오면서, 점차 퇴직이 가까이 올수록 평소에 하고 싶었으나 하지 못했던 걸 찾게 되었다. 곰곰이 살펴보다가 명상 수행에 도전하고 싶었다. 명상이야말로 남은 내 삶의 동반자가 되리라 믿었다. 정년이 되어서 퇴직하던 그해에 곧바로 명상 수행하는 곳을 찾아보니, 동국대학교 민간자격 명상 지도자 양성 과정이 눈에 띄어 신청하게 되었다.

　명상 수업을 받으면서 무엇보다 명상의 뿌리에 관해서, 특히 마음 챙김과 위빠사나 수행에 대해서 간결하면서도 분명한 수행 원리를 제시해 주어서 매우 좋았다. 또한 누구나 일상에서 쉽게 실천할 수 있는 여러 가지 명상 수행 방법을 배우면서 큰 도움을 받았다.

처음에는 어려움이 있을 듯했는데, 나날이 내 자신의 내면이 깨어난다는 사실에 호기심을 갖고 열심히 수행할 수 있었다. 이러한 기쁨과 즐거움이 이젠 다른 이들에게 가르쳐 주고 싶은 열정이 생겨서 필요로 하는 곳에 특강을 해주곤 했다. 때마침 명상 지도자 양성 과정을 이끌고 있던 혜명 법사님이 직접 강의하시던 곳에 나를 추천해 주셨다. 그 덕분에 보건소 정신 건강 복지 센터에서 5년 동안 어르신들을 위한 마음 챙김 명상 프로그램을 진행하게 되었다.

어르신들에게 명상 지도를 한 것은 내게도 아주 좋은 경험이었다. 현장에서 마음 챙김 명상의 놀라운 힘을 느낄 수 있었기 때문이다. 처음에는 어르신들 대부분 명상을 처음 접한 탓에 조금 망설이기도 하고 어색해했다. 그런 분들이 이제는 프로그램을 진행하는 날을 손꼽아 기다린다. 몇 년 동안 힘이 들었지만, 어르신들의 적극적인 참여와 변화하는 모습을 보면서 보람이 컸다.

명상은 지나온 날들에 대한 후회와 아쉬움, 아직 오지 않은 미래에 대한 걱정에서 벗어나, 지금 바로 이 순간에 온전히 집중할 수 있도록 삶의 근본적인 지혜를 길러준다. 명상을 통해 우울증과 불면증, 기억력 저하와 불안감을 크게 완화되어 가는 것을 체험한 분들이 정말 많았다. 고요하게 호흡에 주의 집중하는 명상은 마음을 진정시키고 스트레스를 녹여내 숙면에도 도움을 준다면서 고마워하는 어르신들, 이제는 일상이 깊이 편안해졌다고 좋아하는 분들, 어르신들의 소감과 편안한 미소를 보는 것만으로도 행복했다.

명상을 통해 기억이 희미해져 가는 어르신들의 인지 기능이 깨어나고, 지혜가 생기고, 알아차림으로 인해 마음이 차분해지는 모습을 볼 수 있었다. 치매를 걱정하던 어르신들이 마음 챙김 명상을 통해 지나간 날을 후회하며 아직 오지 않는 미래에 대한 생각에 휘둘리지 않을 만큼 마음의 근육을 단련시킬 수도 있음을 깨달았다. 그래서 나는 오늘도 어르신들에게 도움이 될 명상 지도 프로그램 내용을 고른다. 어제보다 더 나은 오늘, 날마다 좋은날, 열심히 명상을 친구삼아 웃으며 걸어가고 있다.

2025년 여름
이태정

• **이태정**   신한대학교 명예교수. 초월영성상담학회 이사. 동국대학교 미래융합 민간자격 명상지도 강사과정 심사위원장. 보건소 정신 건강복지센터 강사.

차례

- 추천사 _ 이태정 ··· 005
- 서 문 _ 지금 이 순간을 살아가는 힘, 마음 챙김 명상 ··· 011

제1장
마음 챙김 명상이
몸과 마음의 치유에 왜 필요한가?

마음 챙김 명상으로 뇌 관리와 치매 예방 ··· 021
방황하는 이들에게 왜 마음 챙김 명상이 필요한가? ··· 026

제2장
뇌의 자생 능력과 마음 챙김 명상

뇌도 몸의 일부, 신비한 자생 능력이 있다 ··· 035
행복한 일상에서는 뇌가 춤을 춘다 ··· 044
젊은 뇌와 노화하고 있는 뇌의 차이점 ··· 056
누구나 마음에 행복감을 지닐 때 맑은 미소가 흐른다 ··· 064
붓다, 명상에서 어떻게 행복을 찾을 수 있었을까? ··· 074

제3장
누구나 할 수 있는 마음 챙김 명상

고통을 넘어 기쁨과 행복을 얻기 위한 붓다의 초기 수행 지침 ··· 083
붓다는 주의 집중 호흡 수행에서 기쁨과 행복을 찾았다 ··· 087
지금 여기, 깨어 있는 마음으로 지켜보는 호흡 수행 ··· 091
몸의 움직임에 주의 집중하는 마음 챙김 명상 ··· 105
마음 챙김 먹기 명상 : 음식을 통한 수행 ··· 110
몸을 움직여서 열기로 호흡이 거칠어질 때 마음 챙김 명상 ··· 116

제4장
건강한 뇌 관리와 치매 예방

뇌는 스스로를 치유한다 ··· 123
깊은 숙면을 위한 마음 챙김 명상 ··· 131
걷기와 좋아하는 운동으로 마음 챙김 명상 ··· 154
세포의 성장과 노화의 텔로미어와 자애 마음 챙김 명상 ··· 169
뉴런과 시냅스 그리고 인드라망, 선재 동자의 53선지식 순례 ··· 186

부록 1
치매 예방, 몸과 마음을 깨우는 수행 ··· 199

부록 2
치매 자가 진단법 ··· 202

부록 3
자애경 사경하기 ··· 203

서문

지금 이 순간을 살아가는 힘, 마음 챙김 명상

최근 뇌 과학 분야에서는 활발한 연구가 꾸준히 이어지고 있습니다. 과거에는 뇌가 두개골에 싸여 있어 쉽게 뇌를 해부하거나 관찰하기 어려웠습니다. 자칫 치료적 접근이 잘못될 경우 심각한 신체적·정신적 문제를 초래할 수 있어 뇌 연구에 제약이 많았지요.

그러나 최근 자기공명영상(MRI, Magnetic Resonance Imaging)의 발달로 뇌를 스캔할 수 있게 되면서, 뇌의 변화에 대한 다양한 분석과 치료적 접근이 가능해졌습니다. 그 덕분에 뇌의 변화들에 대해서 여러 가지를 검토하고 개선할 수 있게 되었지요.

특히 뇌 건강과 신체 건강, 그리고 정서적 상태 ― 예를 들어 기쁨이나 즐거움 같은 긍정적인 감정과 우울이나 불안 같은 부정적인 감정 — 사이에서 뇌의 활동과 구조에 뚜렷한 차이가 나타나는 것이 여러 연구 결과를 통해 확인되고 있습니다. 감정 상태에 따라 뇌의 변화가 일어난다는 연구 결과가 던지는 시사점은 혁신적일 만큼 큽니다.

이는 곧 우리 몸의 각 기관이 개별적으로 작동하는 것이 아니라, 서로 긴밀하게 연결되어 있다는 사실을 보여줍니다. 물론 호흡, 소화, 감각 등 각 기관이 담당하는 고유한 역할은 분명히 있습니다. 예컨대 평소 호흡은 코를 통해 이뤄지지만, 격렬한 운동이나 감정의 동요가 있을 때는 '씩씩대면서(?)' 입으로 호흡하기도 합니다. 입은 음식을 섭취하고, 침을 분비합니다. 혀는 맛을 느끼고, 이빨은 음식을 씹는 기능이 있습니다. 이렇게 나뉜 기능들은 각각 상호 협조를 통해 조화를 이루며 몸 전체의 균형을 유지합니다.

이처럼 신체가 유기적으로 작동할 때, 우리는 건강한 몸과 안정된 정신 상태를 유지할 수 있으며, 전반적인 노화의 속도도 늦출 수 있습니다. 반대로 신체나 정신 중 한 부분이라도 건강을 잃게 되면, 전체적인 기능 저하와 함께 노화가 가속화되기도 합니다.

우리는 부모와의 인연으로 태어난 몸을 가지고 살아갑니다.

하지만, 세상에 태어난 모든 존재는 결국 늙고 병들어 죽음에 이른다는 사실을 피할 수 없습니다. 그러나 개개인의 생활 습관 등 꾸준한 관리에 따라 일상의 삶 속에서 자신도 모르게 진행되는 노화의 흐름을 조금 늦출 수는 있습니다. 특히 알츠하이머나 치매와 같은 심각한 질환을 예방하기 위해서는 운동과 섭생은 물론이고 정신적인 건강 관리가 무엇보다 중요합니다.

이때 효과적인 방법 가운데 하나가 바로 마음 챙김 명상(mindfulness meditation)입니다. 마음 챙김 명상은 개개인의 몸과 마음, 감정을 있는 그대로 인식하고 받아들이는 수행으로 스트레스를 줄이고 감정 조절 능력을 향상시킬 뿐만 아니라, 뇌의 구조와 기능에도 긍정적인 변화를 가져온다는 점이 다양한 연구를 통해 밝혀지고 있습니다.

마음 챙김 명상은 단순한 휴식이나 이완이 아니라, 신체의 노화 속도를 늦추고, 기억력과 주의력을 유지하며, 궁극적으로 치매와 같은 퇴행성 뇌 질환의 위험을 줄이는 데 효과적인 뇌 건강법입니다. 지금 이 순간을 자각하고, 매일 잠시라도 들숨 날숨 호흡을 이 세상에 태어나서 맨 처음 하는 것처럼, 호기심을 가지고 호흡에 주의 집중, 일어나서 한 발 한 발 발걸음을 앞으로 나아갈 때도, 세상에서 태어나 처음으로 발꿈치, 발바닥, 발가락이 땅에 닿을 때 느껴지는 감각에 주의 집중, 발바닥 감각에 주의 집중, 음식을 먹을 때도 앞에 놓인 음식을 맨 처음 본 듯 음식의 빛깔과 그 향, 입 안에 음식이 들어가 꼭꼭 씹을 때 이빨에서 닿는 감촉, 입안의 침샘에서 나오는 침, 그리고 혀에서 느껴지는 맛 등에 주의 집중하는 시간을 갖는다면 어느 사이엔가 마음의 고요와 평온이 찾아옵니다.

경상을 통해 평소 갖지 못했던 열정이 생기고 신비한 즐거움과 기쁨을 스스로 찾아갈 수 있을 것입니다. 이렇게 호기심을 가지고 일상의 순간순간을 자각하면서 살아가는 것이야말로 건강한 노년을 준비하는 첫걸음이 될 수 있습니다.

우리나라는 6·25전쟁 이후, 1950~60년대에 태어난 베이비붐 세대가 고령층에 진입하면서, 전체 인구의 약 5분의 1에 해당하는 1,000만 명 이상이 노년 인구가 되었습니다. 보건복지부가 2025년 3월 12일 발표한 자료에 따르면, 현재 우리나라에서 치매로 고통받는 환자 수는 약 100만 명에 이른다고 합니다.

이처럼 고령화와 치매 문제는 이제 우리 사회 누구에게나 가까운 현실이 되어가고 있지요. 뉴스에서 종종 접하게 되는 이러한 이야기들은, 단지 남의 일이 아니라 바로 내 가족, 그리고 언젠가는 나 자신에게 닥칠 수도 있는 문제라는 점에서 마음을 무겁게 합니다.

하지만 요즘은 100세 시대를 준비하며 건강한 노년을 위해 스스로 노력하는 사람들도 많아지고 있습니다. 규칙적인 운동을 통해 몸의 근력을 유지하고, 일상의 순간순간에 집중하며 마음을 다스리는 습관을 들이려는 이들도 늘고 있지요. 단순히 오래 사는 것을 넘어, 어떻게 잘 살 것인가에 대한 관심이 높아지고 있는 것입니다.

필자 역시 오랫동안 명상 수행을 해오면서, 삶의 매 순간을 깨어 있는 상태로 살아가는 데 마음 챙김 명상이 큰 도움이 된다는 것을 실감해 왔습니다. 특히 이 수행은 단순히 마음을 안정시키는 데 그치지 않고, 뇌의 건강을 지키고 치매를 예방하는 데도 중요한 역할을 합니다.

그래서 이 글에서는 마음 챙김 명상이 왜, 어떻게 우리의 뇌에 좋은 영향을 주는지를 함께 살펴보고자 합니다. 명상이 낯설거나 어렵게 느껴졌던 분들도, 삶의 작은 습관을 바꾸는 마음으로 가볍게 읽어주기를 바랍니다.

붓다의 이 깊은 마음을 챙기는 가르침이 오늘날까지도 논리 정연하게 전해질 수 있었던 배경에는 그의 가르침을 존중하고 실천했던 제자들과 시대의 인연도 있었습니다. 특히 붓다의 가르침에 귀의했던 마가다국의 빔비사라 왕, 그리고 왕의 주치의로 잘 알려진 의사 지바카의 존재는 붓다의 가르침이 인도 사회에 뿌리 내리는 데 큰 역할을 했습니다.

이처럼 마음 챙김 명상은 단지 수행 기법이 아니라, 삶 전체를 관통하는 철학이자 실천의 길이며, 역사와 전통 속에서도 검증된 지속 가능한 수행입니다. 특히 오늘날 정보화 사회를 넘어 인공지능 AI시대를 살아가는 오늘의 현실에서도, 최첨단 컴퓨터 기기들에 의한 작동의 융합으로 인간의 한계를 뛰어넘는 기능과 그 편리성에 대해서도, 우리 인간의 능력에 대한 나약함에 두려워할 필요는 없다고 봅니다. 다만, 그 기기들도 물질적 재료들의 상호 관계성 속에서 나타나고 있음을 있는 그대로 지켜보고 챙겨보는 여유를 가져보기를 바랍니다.

이 원고의 제안을 받아주시고 책을 출판해 주신 민족사 윤창화 사장님, 그리고 원고를 꼼꼼하게 읽어보면서 많은 조언과 수정, 그리고 편집까지 아낌없이 지원을 해주신 사기순 주간님께 감사를 드립니다.

또한 마음 챙김 명상지도자로서 민간자격 심사위원장을 맡아주시고 추천사를 써 주신 이태정 교수님, 명상지도 교육 과정의 교육을 처음부터 함께해 주신 대허 스님, 수석 부회장 유만성, 김영애, 정연희, 정영화, 문지영, 이정현 도반님, 추천사에 함께해 주신 박훈 교수님과 박인영 선생님, 김경애 요양보호사님, 만다라 이해선 대표님, 어린 시절부터 절 명상을 통해 어려운 과제를 해결해 가는 김종필 사장님과 강사 활동을 함께하고 있는 권영주, 노금비, 홍은정 선생님과 직장생활 중 위장 장애와 디스크로 고생하면서 물도 제대로 먹지 못한 나약한 몸을 요가와 명상으로 수행하면서, 스스로 체험한 것을 토대로 《요가의 언어》를 집필한 김경리 선생님, 협회 총무를 맡고 있는 강애리, 김태규 님, 그리고 여러 곳에서 명상 교육 활동을 활발하게 수행하고 있는 여러 도반님께도 이 자리를 빌려서 격려와 감사 인사를 드립니다.

2025년 성하의 계절에
관악산 화승사 명상센터에서
혜명 합장

제1장

마음 챙김 명상이
몸과 마음의 치유에
왜 필요한가?

마음 챙김 명상으로
뇌 관리와 치매 예방

100세 시대를 살아가는 지금, 우리에게 필요한 것은 단지 오래 사는 삶이 아니라, 제대로 깨어 있는 삶이다. 우리는 날마다 무언가를 기억하고, 판단하고, 반응하며 살아간다. 하지만 그 모든 순간에 '나'는 진정 깨어 있었을까?

'마음 챙김(Mindfulness)'은 그 질문에 대한 깊은 응답이자, 지금 여기에서 삶을 회복하는 실천이다. 사실 마음 챙김은 불교의 가장 오래된 가르침인 사성제(四聖諦) 속에 이미 등장하고 있다.

빨리어로는 sati, 한자어로는 '念(염)', 영어로는 'mindfulness'라 불리는 이 개념은 팔정도 수행 가운데 일곱 번째 항목인 정념(正念)으로 구체화되어 있다. '염(念)'이라는 글자는 '지금(今)'과 '마음(心)'으로 이루어져 있다. 이는 곧 과거도 미래도 아닌, 지금 이 순간의 마음을 지켜보고 알아차림 하는 일이 마음 챙김의 핵심이다.

정념을 좀 더 구체적으로 풀어보자. 정념 즉 마음 챙김은 무엇인가를 억지로 바꾸거나 판단하지 않고 조용히 지켜보는 것, 산만함을 멈추고 지금 여기에 주의를 집중하여 알아차리는 것, 서두르거나 흥분하지 않고, 흐르는 생각에 끌려가지 않고 그 흐름을 한 걸음 물러나 바라보는 것, 주관적인 생각을 내려놓고 있는 그대로 객관적으로 보는 것, 무의식적으로 습관적으로 자동적으로 쫓아가던 의식을 멈추고, 지금 이 순간 있는 그대로 지켜보고 알아차리는 것, 끊임없이 일어나고 방황하는 과거 현재 미래의 생각이나 느끼는 감각을 따라가는 생각에 휘둘리지 않는 것, 통증이나 불편함 같은 몸의 감각적 아픔조차 외면하지 않고, 경직되고 긴장한 상태를 그대로 알아차리고 받아들이는 것을 말한다. 한마디로 바로 지금 벌어지고 있는 이 순간순간을 긍정적으로 수용하는 마음 챙김 상태의 수행을 말한다.

붓다께서는 마음 챙김 명상으로 생사의 고통으로부터 자유로움을 얻는 길을 깨달으시고 가르쳐 주셨다. 누구에게나 존재하는 존재의 본성을 깊이 있게 통찰하는 위빠사나 수행이 바로 그것이다. 위빠사나 수행은 모든 존재에는 반드시 그 형체인 몸이 있고, 살아 있는 존재에게는 몸에 붙은 감각적 기능이 있고, 그 감각적 기능에서 느껴지는 것이 마음속에서 여러 상황으로 전개되는 마음의 속성을 알아차리는 통찰의 지혜이다.

붓다께서는 다르마, 즉 우주의 이치인 법을 깨달으셨다. 우주의 이치는 연기법(緣起法)이다. 모든 존재는 물론이고 세상 만물은 서로서로 인연을 맺고 일어나고 사라지는 것이다. 따라서 모든 존재의 속성은 무상(無常)하다. 즉 모든 존재는 끝없이 변한다. 변하지 않기를 바라는 욕망에서 고통과 불안이 생겨난다. 변하는 존재의 속성을 있는 그대로 낱낱이 보면, 실은 그 실체가 없다는 무아(無我)를 가르치고 있다. 존재의 속성을 깊이 있게 통찰하여 있는 그대로 수용할 때, 존재가 지니는 근원적 고통을 자각하게 된다. 한편 붓다께서는 이러한 자각이 단순한 앎이 아니라, 실질적 체험의 수행을 통해 깨닫는다면 대자유의 경지에 이를 수 있다는 가르침을 분명하게 제시하여 준다.

마음 챙김 명상은 존재의 본성을 자각하는 위빠사나에도 꼭 필요한 수행이다. 하지만, 이것을 넘어서서 각각의 존재들이 일상을 바르게 살아가도록, 또는 아픔의 고통을 치유하는 방법으로 마음 챙김 명상이 오늘날 동서양을 막론하고 널리 전파되고 있다.

다시 말해, 마음 챙김 명상의 시작은 거창하지 않다. 지금 내가 하는 일이 아주 작아 보일지라도, 지금 이 순간 마음을 다하고 있는 그대로의 의미를 긍정적으로 알아차리고 받아들이며 느끼는 것, 익숙한 일상 속에서도 마치 처음 만나는 것처럼 받아들이고 수용하고 몰입하여 주의 집중하는 그것이 마음 챙김의 출발점이다.

이런 마음 챙김 수행은 우리의 일상에서 습관적으로 생각하거나 느끼면서 자동 반응하던 행동을 멈추고, 깨어 있는 뇌의 흐름을 더 자각적으로 바라볼 수 있게 하는 힘을 키워준다. 그리고 그 힘은 단지 스트레스 해소나 심리 안정에 그치지 않는다.

마음 챙김 수행은 깨어 있는 삶으로 나아가기 때문에, 멍하니 일상을 바라보거나 다른 이에게 의지하여 스스로 할 수 있는 일이 없다고 비관하거나 우울한 상태에 빠져들 수 없게 한다.

예부터 사찰에서 내려오는 "노느니 염불하라!"라는 말이 있다. 즉 이 생각 저 생각에 휘둘리지 말고, 조용하게 한 자리에 머물면서 염불하라는 것이다. 그렇지 않으면 부처님이 계신 법당에서 열심히 절하라고 한다.

비록 나이가 들어 노환에 있어도, 스스로 해야 할 일을 찾으면 얼마든지 할 일을 찾을 수 있다. 위와 같은 방법을 찾아, 마음 챙김을 행하고자 한다면 나날이 하는 일마다 수행이 된다. 이러한 수행은 일상의 삶에 희망을 주기 때문에 동시에 뇌가 깨어날 수가 있으며, 뇌의 노화를 늦추고, 치매에 걸릴 원인을 없애

주게 되며, 생의 마지막 순간까지 지혜롭고 자애로운 삶으로 살아가는 힘이 될 수 있다.

그러므로 개개인이 비록 행하는 일이나 생각들이 작다고 하더라도 그것에 대해서 의미를 부여하며 생생하게 깨어 있게 하는 것이 마음 챙김 명상의 시작이다. 그리고 순간순간 맞이하는 것들에 대해서 세상에서 처음 만나는 것처럼 호기심을 가지고 몰입하여 받아들일 때 주의 집중은 빨리 이루어진다.

우리가 행하는 많은 삶 속에는 태어나면서부터 습관화되어 버린 것들, 자기 자신만을 위한 이기적인 생각들, 자기 자신만이 좋아하는 것들에만 집착하고, 싫은 것들에 대해서는 회피하거나, 스스로 억압하는 것들이 너무나 익숙해 있다. 이러한 것을 순간순간을 알아차리고 깨어 있게 하는 것이 또한 마음 챙김의 수행이며, 각자의 뇌를 더욱 명확하게 관리할 수 있는 길이 될 것이다.

방황하는 이들에게
왜 마음 챙김 명상이 필요한가?

우리는 지금 어느 세대보다 과학 기술이 눈부시게 발전한 시대를 살고 있다. 그러나 아이러니하게도 여전히 삶의 방향을 잃고 방황하는 이들이 많아지고 있다. 그렇다면 이처럼 현대를 살아가는 이들이 느끼는 근원적인 불안과 혼란의 이유는 무엇일까?

사실 이러한 물음은 오늘날만의 문제가 아니다. 기록으로 남아 있는 것만 해도 지금으로부터 2,500여 년 전, BC 5세기 이전부터 사람들은 "나는 어디에서 왔고, 어디로 가는가?"라는 존재의 본질에 대해 끊임없이 질문해 왔다.

붓다 역시 그 질문 앞에 서 있었던 한 사람이었다. 그는 왕위를 버리고, 부귀영화를 모두 뒤로 하고 출가했으며, 몸과 마음에서 일어나는 고통과 방황의 실체를 마주하며 진리를 탐구했다.

그 출발점은 어쩌면 지금 우리와 다르지 않았을지도 모른다.

사람은 누구나 자기 몸을 '나'라고 여기지만, 그 몸은 시간이 흐르면 늙고 병들고 결국 죽음에 이르게 된다. 또한 우리 마음에는 수많은 생각과 감정이 끊임없이 일어난다. 탐욕이 일어나고, 뜻대로 되지 않을 때는 분노가 생기고, 그 고통을 피하려다 보면 어리석은 선택을 반복하게 된다.

그러나 문제는 그 모든 게 마음의 움직임을 알면서도 그것을 적절히 통제할 수가 없다는 데 있다. 우리는 자신의 욕망을 제대로 다스리지 못하고, 순간순간 일어나는 감정과 충동에 이끌려 살아간다. 그 결과, 삶은 갈피를 잃고, 불안과 괴로움 속에 머물게 된다. 세계에서 가장 권위 있고 영향력 있는 잡지 표지에서, "방황하는 마음은 불행한 마음이다."라고 갈파하고 있다.[*]

이처럼 우리 내면에서 끊임없이 일어나는 생각과 감정, 그리고 그것에 휘둘리는 고통이야말로 현대인들이 방황하는 가장 본질적인 이유다. 그래서 필요한 게 바로 마음 챙김이다. 마음 챙김은 그러한 방황의 한가운데서 자기 몸과 마음을 있는 그대로 바라보게 하고, 그 고통의 흐름을 잠시 멈추게 해준다.

---

[*] 《Science사이언스》, 2010, P.330;932
※이 내용은 2장에서 더 저세하게 설명하고자 한다.

무엇을 바꾸거나 억누르는 것이 아니라, 있는 그대로 자각하고 받아들이는 것에서부터 진정한 회복은 시작된다. 마음이 흩어져 있는 이 시대에 우리가 다시 삶의 중심을 찾기 위해 필요한 것은 복잡한 해답이 아니라, 지금 이 순간 깨어서 '나'를 바라보는 일이다.

최근 뇌과학 연구는 마음 챙김 수행이 뇌에 어떤 영향을 미치는지 점점 더 구체적으로 밝혀내고 있다. 아이들이 긴장, 불안, 생떼를 쓰는 등 과잉행동을 보일 때, 요즘 아이들에게 많이 드러나는 ADHD(주의력 결핍 과잉 행동 장애)일 때 뇌에서는 편도체가 활발히 작동하는 것으로 나타났다. 편도체는 감정 반응과 관련된 부위로, 특히 공포와 긴장을 처리할 때 활성화된다. 반면 나이가 들며 점차 외부 자극을 조절하고 자신의 상태를 돌아보는 능력이 자라기 시작하면, 뇌의 전전두엽이 점차 활성화된다는 것이 관찰되었다.

이 전전두엽은 주의 집중, 자제력, 판단력 등 인간의 고등 인지기능을 담당하는 영역이다. 특히 마음 챙김 명상을 꾸준히 실천하는 이들의 경우, 주의 집중력을 통해 '멈추어 바라보는 힘'을 키우게 되고, 현재를 있는 그대로 받아들이는 힘이 커질 때는 전전두엽의 활동이 더욱 활발해진다고 한다.

이처럼 마음 챙김은 단순한 심리적 안정이 아니라, 뇌 구조에 직접적인 영향을 주는 실천이다. 이에 대해서는 다음 내용에서 더 자세히 다루기로 하자.

마음 챙김 명상은 결코 현대의 유행이 아니다. 이미 2,500여 년 전 붓다는 수행을 통해 삶의 고통과 방황의 근원을 꿰뚫는 통찰에 이르렀다. 붓다는 출가수행 중에, 이 세상의 모든 존재가 형성되어 가는 과정들을 깊이 있게 살펴보았다. 깊은 통찰을 통해 이 세상의 존재는 어떤 절대적인 존재가 미리 정해진 방식으로 창조한 것이 아니라, 개별적인 존재들이 우연한 일처럼 보이지만, 수많은 조건이 겹쳐 나타나는 상호의존적 존재임을 깊이 자각하게 되었다. 생명의 탄생은 오늘날 생물학적·정신분석학적 차원으로 보기도 하는데, 불교의 존재론은 12연기법으로 구체화하여 설명하고 있다.

12연기(十二緣起)는 불교의 핵심 이론 중 하나로서 생명의 탄생과 고통의 순환을 다음과 같이 설명한다:

무명(無明, avijjā, 알지 못함) → 행(行, 의지적 행위) → 식(識, viññāṇa, 의식) → 명색(名色, 마음과 몸) → 육입(六入, 여섯 감각기관) → 촉(觸, 접촉) → 수(受, vedanā 느낌) → 애(愛, taṇha, 집착) → 취

(取, upāna, 붙잡음) → 유(有, 존재) → 생(生, 태어남) → 노사(老死, 늙고 죽음).

이 연쇄 작용의 시작점은 '무명'이다. 알지 못함, 즉 무지의 상태에서 본능적인 욕망이 일어나고, 그다음 성장 과정은 곧 행동이 되며, 그 결과 분별하는 '의식'이 형성된다. 그 의식은 점차 자기 자신도 모르게 몸의 구조에 붙은 몸과 마음 즉 명색(名色 nāmarūpa)으로 나타나면서, 서서히 몸의 구체적인 감각인 6근(안·이·비·설·신·의 즉 눈·귀·코·혀·몸의 피부와 좋고 좋지 않다고 하는 분별의 의식)이 일어나면서 몸과 마음, 감각기관을 통해 자아의식으로 성장한다.

한 인간의 기능은 신체를 통해서, 그리고 신체 중 감각기관에 붙은 6근(눈·귀·코·혀·몸 등 신체의 감각·의식)이 그 대상인 6경(형체, 소리, 냄새인 향, 입안에서 느끼는 맛, 그리고 피부에 닿는 감촉, 그리고 그것의 경험을 저장하는 머리인 뇌의 지각적 감각)에 상호 융합하면서 자의식이 나타나기 시작한다.

무의식적인 행동에 의해서, 자아라고 하는 의식 즉 나와 내 것[불교의 유식설(唯識說) 중 제7의식(manas)]이라는 게 형성되면서 개개인의 독특한 이기심이 표출되고 있음을 가르치고 있다. 이러한 자아에 대한 집착은 모든 동물의 기본적 생존 본능으로 볼 수 있다. 인간 역시 분별의 의식이 커지면서 몸과 마음 즉 명색(名色, nāmarūpa)으로 나누어지면서, 몸의 감각에 충족하고 싶은 것만을 바라는 욕구인 탐욕과 본능적 충동인 분노와 어리석음이 서서히 고착되어 나가는 것을 볼 수 있다.

이렇게 자신만의 '나'와 '내 것'을 구분 짓고 그것에 집착하게 된다. 이러한 분별과 집착은 고통의 씨앗이 된다. 우리는 좋은 것은 더 가지려 하고, 싫은 것은 피하려 하며, 그 과정에서 탐욕과 분노, 어리석음이 반복된다. 이러한 감정과 욕망은 어느새 무의식적 습관이 되어 스스로 몸과 마음을 통제하기 힘들어지면서 삶 전체를 흔들고, 결국 우리는 자신도 모르게 끝없이 방황하게 된다.

마음 챙김 명상은 바로 이러한 무의식적 반응과 타성에 빠져 자기 몸의 감각 욕구나 마음속에서 더 큰 욕구와 얻지 못할 때 일어나는 분노와 어리석음의 행동에 따라가지 않고, 습관적인 생각의 흐름을 멈추게 하는 수행이다. 그동안 자동적으로 따라갔던 감정과 욕망을 한 걸음 물러서서 지켜보고, 그 흐름을 알아차림으로써 더 이상 휘둘리지 않도록 하는 수행이다.

우리가 고통과 무지에서 휘둘리지 않기 위해서는 지금 현재 놓여 있는 환경들을 순간순간 알아차려야 한다. 자신의 감정이 어디서 비롯됐는지, 지금 이 순간 어떤 욕구가 마음을 끌고 가는지를 자각하고 수용할 수 있을 때, 비로소 우리는 지혜의 눈으로 현재를 바라볼 수 있게 된다. 고통으로부터 자유로워지기 위해, 그리고 무지에서 깨어나기 위해, 우리는 지금 이 순간의 삶을 주의 깊게 챙기고 바라보는 일에서 출발해야 한다.

그때 우리 안의 의식은 깨어나고, 초롱초롱한 깨어 있는 마음은 세상과 자신을 자애롭게 마주하게 한다. 그래서 오늘날과 같이 스트레스와 욕망이 난무하는 시대, 유난히 스트레스에 노출되어 방황하는 이들이 많은 시대일수록 마음 챙김 명상은 더욱 절실히 필요한 수행이다. 이는 단지 치유의 기술이 아니라, 살아 있는 존재로서 인간답게 살아가기 위한 근본적인 길이다.

제2장

뇌의 자생 능력과
마음 챙김 명상

뇌도 몸의 일부,
신비한 자생 능력이 있다

인간은 부모와의 인연으로 이 세상에 태어나 성장하며, 시간이 흐르면서 서서히 노화의 과정을 겪는다. 몸은 점점 약해지고 여러 가지 질병을 경험하게 되며, 결국은 누구나 죽음이라는 마지막 여정을 맞이하게 된다.

우리 몸은 다양한 신체 구성 요소로 이루어져 있으며, 예로부터 의학자들과 과학자들은 신체가 노화로 인해 어떻게 변화하고 병드는지를 깊이 연구해 왔다. 그 결과, 치료법은 물론 예방의학도 발전하게 되었고, 덕분에 현대인은 더 오래, 더 건강하게 살아갈 수 있게 되었다.

최근에는 오랫동안 미지의 영역으로 남아 있던 '뇌'에 대한 관심도 높아지고 있다. 신체의 중심이자 정서와 인지, 기억과 감각을 주관하는 뇌에 대해 다양한 과학적 접근이 시도되고 있으며, 새로운 연구 성과들이 속속 등장하고 있다.

이미 일본에서 출간한 《선과 뇌(禪&腦)》*에서는 선 수행이 뇌의 신경 전달물질에 영향을 미쳐 뇌 기능을 향상시킨다는 연구 결과도 소개되고 있다.

또 한편으로는 의학 기술의 발전으로 우리는 100세 장수 시대를 맞이했다. 그 대신 노화에 따른 인지 기능 저하, 치매 환자 증가 등 돌봐야 할 노인 인구가 엄청나게 늘어나고 있음으로써 사회문제로까지 대두하고 있다. 전 세계적으로 노인 인구가 늘어나면서 점점 더 많은 사람들이 기억력 감퇴, 사고력 저하, 위기 대처 능력 상실 등 뇌 기능 저하로 인한 고통을 겪고 있으며, 알츠하이머병과 치매는 그 대표적인 문제로 떠오르고 있다.

치매에 걸린 어르신을 돌보는 데 드는 비용은 가정은 물론 사회 전체에 큰 부담이 되며, 무엇보다 가족 구성원들의 정신적·정서적 고통도 매우 크다.

필자는 전문의학자는 아니지만, 오랜 시간 동안 노화를 겪고 있는 이들과 함께 마음 챙김 명상을 하면서 많은 체험을 했다. 어르신들은 평소 무의식적 감각과 느낌, 습관적인 생각에 휘둘려

---

* 좌선은 위대한 뇌 훈련법이다(Zen To Nou, 2005, Hideho Arita & Soukyu Genyu).

서 지금 이 순간에 집중하지 못하는 것을 보았다. 과거나 미래의 걱정에 사로잡혀 멍한 마음 상태로 살아가는 어르신들을 많이 보았다. 이러한 방황, 걱정, 멍한 상태는 뇌를 더 빠르게 피로하게 만들고, 노화 속도를 앞당긴다. 이런 분들에게 지금 현재 깨어 있고, 습관적으로 주의 집중력을 키우는 고정인 마음 챙김의 명상을 시도해 보았다.

어르신들이 지금 현재 자신의 몸과 마음 상태를 자각하고 챙기는 마음 챙김 명상을 쉽게 받아들이지는 않았다. 하지만, 일부 관심 있는 분들에게 마음 챙김 명상을 꾸준히 가르쳐 주면서 함께 실천했다. 그분들 가운데 일부는 마음 챙김 명상에 대해 깊이 공감했다. 더 나아가 강한 믿음을 가지고 실제로 실천하는 분들은 삶의 태도가 현저하게 달라졌다. 그분들의 의식은 깨어나고, 일상의 삶이 깨어 있는 삶으로 변화하는 모습을 지켜보면서 희망을 볼 수 있었다.

일상에서 간단하게 실천할 수 있는 명상 수행 방법

노년기에 접어들어 노화의 고통을 겪는 분들에게 필자는 간단하면서도 구체적인 명상 수행법을 다음과 같이 안내하였다. 그리고 일상생활 속에서 지속적으로 꾸준하게 실천할 것을 권했다.

○ **복식 호흡 명상 :** 호흡에 주의 집중, 배 위에 손을 얹고 들숨 날숨에 따라 복부가 일어나고 꺼짐의 감각을 지켜보며 주의 집중한다.

○ **걷기 명상 :** 몸에 힘도 없고, 특히 다리에 힘이 없어서 걷기 힘들어도 최대한 허리를 펴고, 가슴을 열고, 작은 방 안에서도 한 걸음 한 걸음 앞으로 나아가면서 발바닥에 닿는 감각을 느끼면서 주의 집중하며 천천히 걷는다.

○ **염불 명상 :** "옴 마니 반메 훔, 나무아미타불, 관세음보살" 등과 같이, 만트라 진언을 외우며 손에 든 108염주를 한 알씩 한 알씩 굴리는 데 주의 집중한다. 108개를 다 돌리면서 염불 명상에 오직 몰두하면서 주의 집중을 체험하도록 이끌어 주었다.

○ **아침 햇살 명상 :** 싱그러운 아침 해를 맞이하는 아침 햇살 명상도 매우 큰 효과를 보았다. 아침마다 햇살(비타민 D 발생을 돕기 위함)이 잘 드는 곳에서 집안, 혹은 집에서 가까운 야외에서 아침 햇살 명상을 시도하였다. 햇살이 잘 들어오는 방에서 발뒤꿈치를 방바닥에 완전히 붙이고, 점차 발바닥을 바닥에, 그리고 발가락까지 온전하게 방바닥에 붙이면서 한 발 한 발 앞으로 나

아가면서, 발바닥의 감각을 챙겨보는 걷기 명상에 주의 집중을 하도록 하였다.

위와 같은 간단한 명상의 효과는 놀라울 정도로 컸다. 이 단순해 보이는 염불 명상의 반복이 뇌에 깊은 안정과 주의 집중을 가져다준다는 것을 체험한 것이다. 무엇보다 반복적 수행 실습이 중요하다. 일상에서 짧은 시간을 자주 내서 실천하면 일주일 정도만 반복해도 삶이 깨어나는 것이다. 그분들의 얼굴이 점차 밝아지고 지금의 현 상황을 있는 그대로 받아들이면서, 임종을 앞둔 상황에서도 평온하고 안정된 마음으로 죽음을 맞이하는 모습을 볼 수 있었다.

한암 초대종정스님의 좌탈입망

명상을 꾸준하게 수행한 스님들의 임종 모습은 놀라울 정도로 평온했다. 수행자의 마지막 모습에서 평성의 수행력을 엿볼 수 있다는 말까지 회자될 정도다. 노화를 있는 그대로 긍정적으로 받아들이면서 수행한 수행자들은 예부터 앉아서 입적(임종)하는 분들이 많았다. 그 대표적인 예로서 조계종 초대 종정으로 계셨던 한암 종정스님(1871~1951)이시다. 한암 스님께서 앉아서 입적에 드신 모습은 마침 그때 스님을 찾아뵈었던 분이 촬영해 놓아서 사진으로 지금도 남아 있다.

한암 종정스님께서는 세수(세상에서 태어나서 살아간 나이) 76세, 법랍(출가 수행하신 해) 54년 되던 날, 상원사에서 입적하셨다. 그날 스님은 가사와 장삼을 곱게 갈아입고, 시자(노스님을 지근에서 직접 보살피는 스님)에게 손가락을 꼽아보며, "오늘이 음력으로는 2월 14일 맞지?" 하시고는, 죽 한 그릇과 차 한잔을 드시고, 홀연히 앉아서 입적하셨다고 한다.

우리절 노보살님의 평온한 임종

절에서 참선이든 염불이든, 출가 수행자든 재가 불자든 지극하게 수행한 분들은 임종할 때 남다른 모습을 보인다. 필자의 절에 다녔던 우리 동네 노보살님의 이야기다.

그분은 81세까지 관악산 연주암에 다니셨다. 20년 가까이 지극한 정성으로 연주암을 오르내리며 기도를 드리다가 여든 살이 넘어서부터 힘에 부쳐서 동네 가까이에 자리한 우리 절에 다니셨다. 그분은 늘 정갈하게 옷을 차려입으시고, 무거웠을 텐데 댁에서부터 꼭 백미(쌀)를 가져오셔서 부처님 전에 올리고 조용하게 기도하고 돌아가곤 하셨다. 평소 워낙 말씀이 없으셔서 기도 열심히 하는 조용한 노보살님으로만 기억하고 있었다.

그런데 그렇게 열심히 기도하러 다니던 노보살님이 안 보이는 것이었다. 2023년 10월 15일 같은 동 연립주택에 살던 노보살님의 말씀을 듣고서야 돌아가신 것을 알았다.

> "그 노보살님은 돌아가시기 전 아들과 며느님을 오라고 한후, '내가 2~3일 후 이 세상을 하직하고자 하니, 내가 죽기 전에는 절대로 병원으로 데리고 가지 말고, 완전하게 숨이 끊어진 후 병원 영안실에 가서 장례를 치르도록 하라.'라고 유언하였답니다. 임종 직전까지도 정신이 맑으시고 아픈 곳도 없이 아주 편안하게 임종하였다고 합니다."

라는 소식을 전해 받았다.

우리 절의 노보살님처럼, 스님들은 물론 신심 깊은 불자들의 평온한 임종은 많은 시사점을 던져준다.

치매를 예방하는 마음 챙김 명상

최근 들어 뇌를 전문적으로 연구하는 학자들의 공통된 견해는, 뇌를 오랫동안 젊고 건강하게 유지하려면 체계적인 관리가 필요하며, 이를 통해 뇌의 노화를 어느 정도 늦추거나 치매와 같은 퇴행성 질환을 예방할 수 있다는 데에 관심이 커지고 있다.

특히 뇌를 관찰하고 연구하는 전문가들은 '마음 챙김 명상'이 치매 예방에 긍정적인 영향을 미친다는 과학적 근거들을 제시하고 있다. 그들은 대표적인 사례로, 스트레스를 조절하는 뇌의 '전전두엽(prefrontal cortex)'이 활성화할 때의 효과를 강조한다. 즉, 즉각적으로 일어나는 감정 변화 — 불안, 스트레스, 분노 등 — 에 휘둘리지 않고, 그것을 잠시 멈추어 지켜보는 주의 집중의 힘이 있을 때, 감정 반응에 과도하게 휩쓸리지 않고 평정심을 유지할 수 있으며, 일상으로 다시 복귀할 수 있다는 점에 주목한다.

또한 뇌 노화와 치매와 관련된 여러 연구에 따르면, 어릴 적부터 무질서하게 살아온 사람들과 평상시 질서 있는 생활과 낙천적 태도를 유지하며 살아온 사람들 사이에는 뇌 건강 측면에서 뚜렷한 차이가 나타난다는 것이다. 특히, 스트레스와 불안, 분노가 일어나는 과정을 잘 알아차리고 그것에 휘둘리지 않고, 자신의 욕망을 비우고 내려놓고, 매일의 삶에 감사하며 살아가는 이들은 뇌 건강에 있어 더욱 안정적인 상태를 보인다는 연구 결과들이 다수 보고되고 있다.

이러한 연구 과정에서 보여주는 차이는 뇌 스캔과 같은 객관적인 영상 기술을 통해 명확하게 드러나고 있다. 명상을 통해 자신을 긍정적으로 수용하고, 매 순간에 집중하는 삶을 실천하는 수행자들의 뇌는 무질서한 생활을 영위하는 이들과 비교할 때 기능적으로나 구조적으로 뚜렷한 변화를 보인다. 이는 우리가 오랫동안 '뇌는 변하지 않는다'는 고정된 믿음에서 벗어나야 할 필요성을 보여준다.

최근의 뇌 과학은 '뇌 가소성(neuroplasticity)'이라는 개념을 통해, 뇌가 평생에 걸쳐 변화할 수 있다는 사실을 제시하고 있다. 환경과 일상 행동, 그리고 마음의 습관에 따라 뇌는 끊임없이 새로운 연결을 형성하며, 심지어 90세까지도 새로운 뉴런이 생성될 수 있다는 사실은, 마음 챙김의 실천이 단지 심리적 평온만이 아니라 생리적 건강으로도 이어질 수 있다는 사실을 보여준다.

행복한 일상에서는
뇌가 춤을 춘다

 뇌의 노화는 생물학적으로 완전히 막을 수는 없지만, 바로 지금 순간순간을 행복하게 살아가는 수행자들과 수행을 꾸준히 실천하는 사람들의 뇌를 스캔한 결과, 공통적으로 전전두엽 피질(prefrontal cortex, PFC)이 활성화되어 있다는 사실이 최근에 많이 보고되고 있다. 이는 마음 챙김 명상이 뇌 건강에 긍정적인 영향을 준다는 것을 객관적으로 뒷받침하는 증거다. 특히 마음 챙김 명상 수행자들의 경우, 일반인보다 전전두엽 피질로 더 많은 혈액이 공급된다는 사실도 밝혀졌다.
 최근 뇌과학자들은 오랜 명상 수행을 지속한 수행자들, 예컨대 티베트 불교의 수행자들 가운데 전전두엽 피질이 두드러지게 활성화된 이들을 '세계에서 가장 행복한 사람들'로 지목하기도 한다. 이들은 주의 집중의 힘을 통해, 순간순간 떠오르는 감정이나 생각에 곧장 반응하지 않고 한순간 멈추어 관찰할 수 있는 능력을 지니고 있다는 것이다. 그 결과, 뇌는 즉각적인 스트레스나 불안 반응보다는 한 템포 늦추어 상황을 수용하고, 더욱 여유를 지니고 대응할 수 있게 된다는 것이다.

이와 관련한 뇌과학적 설명은 편도체(amygdala)에서 찾아볼 수 있다. 뇌 속의 편도체는 불안, 분노, 흥분 등의 감정에 민감하게 반응하는 뇌의 영역인데, 명상 수행자들의 경우 이 편도체의 과활성화가 줄어들거나 조절되는 양상이 관찰된다. 다시 말해, 감정의 파도에 휘둘리는 것이 아니라 그것을 바라보는 힘 ― 주의 집중의 힘 ― 이 뇌 반응을 안정시키는 역할을 한다는 것이다.

이러한 전전두엽의 활성화를 위한 수행 중 하나로, 티베트에서 인도로 망명한 세계적인 영적 지도자 달라이 라마의 지도법이 매우 인상적이었다. 달라이라마는 설법을 시작하기 전, 대중과 함께 몇 분간 '교호 호흡(alternate nostril breathing)'을 지도한 뒤 본격적인 강의를 이어간다. 이는 유튜브에서도 자주 볼 수 있는 장면이다.

교호 호흡은 한쪽 콧구멍을 막고 반대쪽으로 들이쉬고 내쉬는 방식으로 진행되며, 단순한 위빠사나 수행(배와 들숨·날숨에 대한 주의 집중)을 넘어서, 양쪽 뇌를 균형 있게 자극하고 전전두엽까지 강력한 혈류를 유도하는 것으로 알려져 있다. 특히 잠시 호흡을 멈추는 '꿈바카(Kumbhaka)' 수행은 호흡의 흐름을 전전두엽까지 이르게 하여 그 부위의 활성화를 돕는 수행법으로도 주목받고 있다.

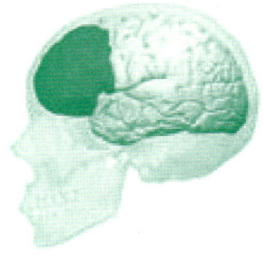 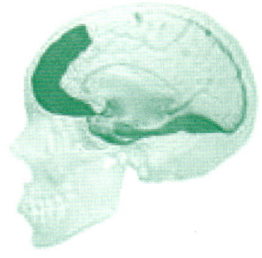

측면에서 바라본 붉은 색 전전두엽 피질   중앙에서 바라본 붉은색 전전두엽 피질

전전두엽 피질은 일상에서 우리가 해야 할 행동과 해서는 안 될 행동을 명확히 구분하는 데 필수적인 기능을 담당한다.

전전두엽 피질은 대뇌피질의 가장 앞부분에 위치하고 있는데, 이 영역은 인간 고유의 고차원적인 기능을 담당한다. 인지 기능을 조절하는 아주 중요한 뇌 영역이다. 계획, 의사결정, 문제 해결, 사회적 행동, 자기 성찰 등 복합적인 정신 작용을 담당하며, 특히 감정 조절과 충동 억제에 핵심적인 역할을 한다. 감정의 중심이라고 할 수 있는 편도체, 기억을 관장하는 해마와의 밀접한 연결을 통해 감정과 기억, 의식과 무의식을 통합적으로 조율한다.

이러한 전전두엽 피질의 기능을 강화하는 대표적인 수행이 바로 마음 챙김 명상에서 나타나고 있기 때문이다. 마음 챙김은 감정 조절 능력, 주의력 지속, 자기 인식, 충동 억제 등의 향상과 밀접하게 관련되어 있다.

– 아주 기초적인 마음 챙김 수행으로는 본식 호흡 중 복부가 오르내리는 움직임에 주의를 집중하는 방식이 있으며, 한쪽 콧구멍을 번갈아 막으며 숨을 쉬고 그 중간에 잠시 호흡을 멈추는 꿈바카(Kumbhaka)와 같은 교호호흡 수행 또한 주의력과 산소 공급을 높여 전전두엽 피질 활성화에 도움을 준다.

이러한 호흡에 대한 섬세한 집중은 뇌의 산소량을 더욱 활성화하여 주고, 유지시켜 줄 뿐만 아니라, 주의 집중력의 힘을 길러준다. 호흡을 통한 마음 챙김은 순간순간 몰입, 몰두할 수 있는 힘을 부여하여 주고, 외부 환경의 자극이나 부정적인 감정 반응에 휘말리거나 혼란에 빠지지 않고, 한 걸음 물러나 그것을 지켜볼 수 있는 '멈춤의 힘'을 갖게 한다. 이 수행의 점진적 효과는 지속적인 평정심과 일상의 행복으로 이어진다.

전전두엽 피질과 명상 수행자들의 뇌 활성화 사례

구글(Google) 엔지니어였던 차드 멩 탄(Chade-Meng Tan)은 저서 《너의 내면을 검색하라》*에서, 마음 챙김 명상이 뇌의 전전두엽 피질을 활성화하게 되면 행복감 증진과 밀접한 관련이 있음을 구체적으로 소개하였다.

또한 한국의 학자들도 유사한 결과를 보고하고 있다.

KAIST 배현민 교수는 2021년 동국대학교에서 진행한 '뇌 분석과 명상의 시각화' 강의 중, 그리고 동국대 의과대학 문일수 교수는 2022년 법보신문에서 다음과 같이 언급하였다.

> "왼쪽 전전두엽 피질과 오른쪽 전전두엽 피질 모두에서 일반 사람들에 비해서 현저히 높은 활성화가 나타났으며, 해당 실험 참여자는 정상 범위를 크게 벗어난 수준의 행복감을 가지고 있다고 보고하였다."

이들이 조사한 사람들 모두는 일상생활에서 명상 수행을 실천하는 사람들이었다.

---

* 《Search Inside Yourself》, 2012.

이와 유사한 맥락에서, 최근 뇌과학자 마크 밀스테인(Marc Milstein)은 저서 《브레인 키핑》**에서, "사람들이 행복을 느낄 때, 그들의 뇌는 일정한 활성 패턴을 보인다. 수천 명의 데이터를 분석한 결과, 반복적으로 동일한 전전두엽 피질의 활성화가 관찰되었다"라고 전한다. 특히 한 명상 수행자의 뇌를 스캔한 결과, 전전두엽 피질에 다량의 혈류가 흐르고 있었으며, 본인에게 행복 여부를 묻자, 그는 "매우 행복하다"라고 대답했다. 그가 스스로 "매일 명상을 실천하는 불교 수행자"라고 밝힌 데서도 알 수 있듯이, 일상에서 명상 수행은 우리의 삶을 더 행복하게 해준다는 것을 확신할 수가 있다.

위와 같이 명상 수행에서 나타나는 효과는 전전두엽 피질을 활성화하여, 자기 내면에서 일어나는 감정 조절과 행복감을 증진시킨다는 점은 다수의 실험과 사례를 통해서 많은 이들이 입증하고 있다.

또한 그 대표적인 사례로 달라이 라마의 제자인 프랑스인 명상가 마티유 리카르(Matthieu Ricard)를 들 수 있다. 그는 마음 챙김 명상을 통해 외부 자극에 대한 신체의 자동 반응인 '깜짝 반사(Startle Reflex)'를 억제하며, 곧바로 평정심을 회복할 수 있는 능

** 《The Age-Proof Brain》, 2022.

력을 지닌 인물로 알려져 있다. 감각적 반응에 휘둘리지 않고 본래의 고요한 마음으로 신속히 되돌아가 평온하고 행복하게 살아가는 수행자의 전형으로 자주 언급된다.

또 다른 흥미로운 예는 진화심리학자 로버트 라이트(Robert Wright)의 경험이다. 그는 자신의 저서인 《불교는 왜 진실인가》[*]에서, 묵언수행 센터에서의 명상 체험 내용을 생생하게 밝혔다. 그는 명상 중 산만함과 방황을 겪다가 어느 날 숨결과 매미 소리에 주의력을 집중하자 두 감각이 뚜렷하게 다가왔고, 25~30분의 명상 후 "말로 표현하기 어려운 강렬한 희열과 기쁨을 경험했다"라고 회고하였다.

이처럼 현재에도 다양한 명상 수행자들이 경험하고 있는 생생한 사례들은, 명상이 단순한 정신 수련을 넘어 뇌의 구조와 기능에 실제로 긍정적인 변화를 일으킨다는 점을 설득력 있게 뒷받침한다. 이는 수행이 결코 헛되지 않으며, 우리의 일상 속 행복과도 직결된 실천임을 보여준다.

---

[*] 《Why Buddhism is True》, 2017.

순간의 감정을 다스리는 수행의 힘

붓다 당시에도, 당혹스럽고 위기적인 상황 앞에서 감정에 휘둘리지 않고 초연하게 대응한 일화들이 전해진다.

어리석은 질문에 대한 침묵의 지혜

한 외도의 청년이 붓다를 찾아와 이렇게 물었다.
"세상은 언제 멸망합니까? 저는 앞으로 얼마나 오래 살 수 있을까요?"
붓다는 그 물음에 아무런 반응을 보이지 않았다. 이를 지켜보던 아난존자가 여쭈었다.
"세존이시여, 어째서 아무 말씀도 하지 않으십니까?"
붓다는 이렇게 답했다.
"아난이여, 이치에 맞지 않은 허황된 말, 희론(戲論)에 대답할 필요가 없기 때문이다."
항상 자비롭게 법을 설하던 붓다가 때로는 침묵으로 지혜를 보인 모습이다.

살인자 앙굴리말라를 멈추게 하다

《앙굴리말라경》에는 또 다른 사례가 전한다.

스승의 삿된 지시에 의해 수많은 사람을 죽이고 손가락 마디를 목에 꿰었던 살인자 앙굴리말라가 붓다에게 달려오며 외쳤다.

"사문이여, 거기 멈추라! 오늘 너를 죽이겠다!"

그러나 붓다는 걸음을 멈추지 않고 이렇게 말했다.

"앙굴리말라여, 내가 아니라 네가 멈추어야 한다."

붓다의 이 말 한마디는 앙굴리말라의 마음을 멈추게 하였고, 그는 끝내 무릎을 꿇고 참회하며 출가하게 된다.

이 일화는 붓다가 위기의 순간에도 평정심을 잃지 않고, 자애로운 마음으로 상대를 이끌었던 대표적인 장면이다.

이처럼 붓다의 수행은 단순한 이론이 아니라, 순간순간의 감정과 상황을 '알아차리고 수용하며 멈추는' 실천의 힘이었다.

명상 수행, 평정심을 회복하는 힘

명상 수행은 현재의 순간에 집중함으로써 감정에 휘둘리지 않고 본래의 마음으로 돌아갈 수 있도록 돕는다. 잠깐의 감각적 충돌, 낯선 자극 앞에서도 '알아차림의 힘'을 통해 그것을 있는 그대로 받아들이며, 평온을 유지할 수 있다.

이러한 수행의 효과는 단지 철학적 사유나 종교적 믿음이 아니라, 실제 삶 속에서 반복적으로 입증되고 있다.

현대 수행자의 사례, 성철 종정스님의 평온한 삶

우리나라의 대표적 수행자의 표상으로 손꼽히는 성철 스님 역시 깊은 내면 수행을 실천했다. 성철 스님은 1956년부터 9년간 파계사 성전암에서 '동구불출(洞口不出)' 수행을 실천하며 외부 세계와 단절한 채 정진하였다.

스님은 종정 취임 당시, 수많은 대중이 서울 조계사로의 출타를 요청했지만, 끝내 해인사 백련암을 떠나지 않았으며, "산은 산이요, 물은 물이로다"라는 유명한 말씀을 남겼다.

종정스님의 마지막 유품은 누더기 법복 한 벌과 해진 고무신 한 켤레뿐이었다. '가야산 호랑이'라 불릴 정도로 본인 스스로 수행에 힘썼고, 제자들에게는 매우 엄격했지만, 절에 찾아오는 어린아이들 앞에서는 밝은 미소로 맞이하며 마음속 평온과 따뜻함을 잃지 않았다.

이처럼 옛 성인과 현대의 수행자들은 위기나 감정의 소용돌이 속에서도 마음을 잃지 않고, 평정 속에서 자애와 지혜를 드러내며 살아갔다. 그리고 그 수행의 진실한 삶은 오늘날 우리에게도, 명상을 통해 얻을 수 있는 행복과 평온의 가능성을 일깨워 준다.

수행은 서서히, 그러나 확실히 변화를 가져다준다
— 명상지도자로 지난 10년의 경험에서 확신

지난 10년간, 나는 동국대학교에서 명상 지도 강사 과정(6개월)에 참여한 많은 수행자들과 함께 호흡하면서 그들의 내면 여정을 지켜보며 지도해 왔다. 그 과정에서 매번 느끼는 것은, 명상은 한순간의 기적이 아니라, 꾸준한 흐름 속에서 서서히 빛을 드러내는 수행이라는 점이다.

과정 초기, 특히 1~2개월 동안은 대부분의 참여자들이 호흡에 주의 집중하는 마음 챙김 명상에서 큰 어려움을 겪는다. 호흡에 머무는 일이 생각처럼 쉽지 않다는 걸 처음 실감하고, 불안하거나 지루함을 느끼며 포기하고 싶다는 말을 하기도 한다. 실제로 중도에 그만두는 분들도 없지 않다.

그러나 내가 여러 차례 확인해 본 공통된 흐름은 이렇다. 약 3개월, 100일쯤 지나면 마음이 조금씩 정돈되기 시작한다. 집중이 흐트러지던 이들도 어느새 조용히 자리에 앉아 호흡에 깨어 있을 수 있게 되고, '잘하고 있다'라는 확신보다는 '그냥 괜찮다'라는 자연스러운 평온감이 자리 잡는다.

수행이 5~6개월 정도 이어지면, 명상이 일상의 일부가 되고, 마음의 고요와 평온함을 체험하는 순간들이 점차 늘어난다. 많은 분들이 명상일지에 이렇게 적는다.

"요즘은 별일이 없어도 마음이 꽉 찬 느낌이에요."

"감정이 올라와도 전에처럼 휘둘리지 않아요."

"그냥 숨 쉬는 게 좋고, 살아 있는 게 고맙습니다."

그러한 체험 속에서 참여자들은 한결같이 뇌가 건강해지는 느낌을 이야기하고, 명상이 노화를 늦추고 치매를 예방하는 데 도움을 줄 것이라는 확신도 갖게 된다.

"이대로만 가면 알츠하이머도 두렵지 않아요."

"명상은 나이 들수록 더 큰 힘이 되는 것 같아요."

이런 말을 들을 때마다, 수행이 한 사람의 삶을 어떻게 바꿔 놓는지를 실감하게 된다.

그래서 나는 오늘도 다시 묻는다.

"지금, 당신의 호흡은 안녕한가요?"라고!

젊은 뇌와 노화하고 있는 뇌의 차이점

웃음, 호흡, 그리고 몸의 지혜

우리 몸은 마치 여러 부위별로 나누어져 독립적으로 작동하는 것처럼 보이지만, 실상은 하나로 정교하게 연결되어 있다. 몸의 어느 한 부분에 작은 이상이 생길 때도 몸이 아픈 것에서부터 더 나아가 마음의 불안과 고통을 함께 느끼게 된다. 몸의 작은 통증 하나가 마음에까지 불안을 일으키는 것을 보면, 몸과 마음은 늘 서로를 감지하고 도우며 살아가는 공존의 존재임을 알 수 있다.

부처님께서는 일찍이 깨달음의 핵심 중 하나로 이렇게 말씀하셨다.

> "존재하는 모든 것은 홀로 있지 않으며,
> 인연으로 관계 맺고 나타난다.
> 그 인연이 다하면, 모든 것은 다시 '공(空)'으로 돌아간다."

모든 존재의 구성 요소는 눈에는 보이지는 않지만, 순간순간 변화하며 영원히 머물지 못하며, 끝없이 무상(無常)한 존재라는 통찰은, 몸과 마음을 대하는 우리의 일상을 살아가는 자세에도 깊은 지혜를 깨닫게 한다. 우리가 자기의 신체를 찬찬히 있는 그대로 살펴보면, 머리, 팔다리, 내장기관, 심장, 몸통, 뇌뿐만 아니라 '그 모든 것을 인식하는 마음'까지도 하나로 연결된 통합된 유기체임을 알 수 있다.

그러므로, 단지 몸의 감각이나 마음의 흐름에 따라가지 않고, 멈추어 지켜보고 알아차림하고, 주의를 집중해야 한다. 몸과 마음, 그리고 뇌가 다 유기적으로 연결되어 있기 때문에 마음 챙김 명상이 뇌의 노화를 늦출 수 있다. 특히 깊은 호흡과 밝은 미소 등은 우리 몸과 마음에 긍정적 영향을 미치게 하고, 몸과 마음이 조화를 이루게 하는 계기를 만든다.

예부터 '일소일소(一笑一少)', "한 번 웃으면 한 살 젊어진다"라는 말이 있다. 또 '소욕지족(少欲知足)' 즉, "적은 것으로도 만족할 줄 알 때 미소가 피어나고 행복감이 생긴다"라는 말도 있다. 행복은 무엇을 얻느냐보다 어떻게 존재하느냐에 따라 삶의 태도가 달라질 수 있다.

법정 스님도 《무소유》에서 말씀하셨다.

"나는 빈손으로 왔다가 빈손으로 돌아갈 것이다.
그런데 살다 보니 이것저것 내 몫이 생겼을 뿐이다."

어린아이의 복식 호흡에서 배우는 호흡 수행

우리 인간도 다른 생물계처럼 이 땅에 태어나면서부터 자신의 생명을 보존하기 위한 지혜를 갖고 있었다. 그러나 점차 성장하면서 몸이 본래부터 가지고 있던 역할의 지혜를 잊어간다. 특히 생후 24~28개월부터, 어린 생명은 면역체계가 갖추어지고 몸의 모든 부분이 급속하게 성장한다. 그런 과정이 오게 되면, 어린아이에게 몸의 감각기관이 열리면서 보고, 듣고, 만지고 하는 촉감이 발달한다. 촉감이 와닿는 반복적 느낌이 일어나는 과정에서 좋은 느낌과 싫은 느낌을 알아차리게 되고, 본인에게 좋은 느낌에 대해서 더 깊이 있게 주의 집중한다.

아직 어린아이가 본인의 감각(느낌), 본인 스스로만의 이기적인 감각(느낌)에 좋고 싫은 분별이 고착되기 이전에는 모든 물체에서 부딪히는 감각(느낌)에 대해서 경이로움으로 받아들이면서 밝은 웃음으로 잠잘 때를 포함해서 하루에 4~500번을 웃는다고 한다.

어린아이들은 새근새근 잠을 잘 때도 충분하게 복부가 열려 있어서 숨을 쉴 때마다 복부가 오르내리는 깊은 호흡을 유지한다. 아이들이 자는 모습은 아주 평화롭고 평온하다. 누구나 쉽게 웃음을 띤 얼굴로 깊이 있게 잠든 어린아이의 모습을 보았을 것이다. 이러한 상태에서 뇌의 성장과 동시에 몸 전체가 급속하게 커 간다고 한다.

어린아이들의 복식 호흡은 폐 중심의 흉식 호흡이 아닌, 횡격막의 움직임을 통한 복부 중심의 자연 호흡으로, 복부가 일어나고 사라지는 과정에서 들숨을 길고 크게 하며, 자동적으로 횡격막이 아래로 내려가고, 즉 장기들을 부드럽게 올려준다.

날숨을 쉴 때는 올라와 있던 복부의 장기들이 내려가면서 장기들을 부드럽게 마사지한다고 볼 수 있다. 이러한 복식 호흡을 하면 몸이 부드럽게 이완 상태가 되기 때문에 깊은 잠으로 연결되고, 대장과 소장의 마사지 과정에서 세로토닌이라는 신경전달물질이 활성화되는 것이다.

이러한 호흡 명상 과정은 아주 좋은 몸과 마음의 이완 환경이 만들어지기 때문에 몸과 마음이 차분하게, 편안하고 평온함의 느낌을 유지하게 된다. 그래서 어린이들은 복식 호흡을 통해 뇌가 편안해지고, 웃음을 띠면서 깊은 잠을 잘 수 있는 숙면의 상태로 나아가게 되는 것이다.

최근의 연구에 따르면, 세로토닌의 약 90%는 장기 부분에서 생성된다고 한다. 즉, 우리의 장은 단순한 소화기관이 아니라, 감정과 행복감에도 깊은 영향을 주는 제2의 뇌라 할 수 있다. 뇌는 이완 속에서 치유된다. 우리가 깊이 잠들 때, 뇌 역시 쉼의 상태에 들어간다.

뇌가 숙면 상태에서 충분하게 쉬게 되면 살짝 쪼그라들며 그 틈 사이로 뇌척수액이 흐르고, 낮 동안 쌓인 여러 가지 스트레스 노폐물과 '뇌의 쓰레기'를 정화한다고 하는 것이 뇌과학자들의 일반적 의견이다.

이러한 결론은 최근 뇌과학자들이 공통적으로 강조하는 중요한 발견 중 하나다. 스트레스나 불안, 분노, 우울로 인해 코르티솔(부신피질에서 분비되는 호르몬) 등이 증가할 경우, 뇌의 이완과 정화 과정이 방해받게 된다. 밤사이 깊은 숙면의 시간은 뇌를 쉬게 하고, 건강한 뇌를 관리하는 데 무엇보다 중요하다고 할 수 있겠다.

밤의 잠자리에서 깊은 숙면, 안정된 호흡, 경이로움으로 나타나는 자발적인 웃음은 뇌 건강과 직결된다. 파충류가 허물을 벗으며 성장하듯, 인간 역시 이완과 평온의 시간 속에서 새로운 감각을 얻고 뇌가 더욱 건강하고 유연하게 성장한다. 특히 만 2~3세 시기는 뇌의 시냅스가 가장 활발하게 형성되는 시기로, 10,000개 이상의 시냅스가 형성되며 전기 신호가 빠르게 연결되어 뇌를 깨우고 성장하게 되는 상태로 들어간다. 이러한 좋은 환경을 만드는 시기에 웃음, 호흡, 숙면이 중요한 이유가 된다는 점을 특별히 강조하고 싶다.

뇌척수액, 뇌를 정화하는 숨겨진 비밀

2019년, 우리나라 KAIST의 고규영 박사 연구팀은 세계적인 과학저널 《네이처(Nature)》에 주목할 만한 연구 결과를 발표했다. 뇌가 휴식할 때, 즉 잠을 자거나 가만히 있을 때, 뇌 속에 쌓이는 노폐물들이 어떻게 배출되는지를 추적한 것이다.

오랫동안 과학자들에게 풀리지 않은 수수께끼 중 하나는 바로 "뇌는 어떻게 스스로를 정화하는가?"였다. 혈액 순환이 활발한 다른 기관과는 달리, 뇌는 외부로부터의 접근이 엄격하게 통제되는 장기이다. 그러므로 뇌 속에서 발생한 노폐물이 어디로, 어떻게 빠져나가는지는 오랫동안 미지의 영역이었다.

카이스트의 고규영 박사팀은 2019년 《네이처(Nature)》에서 이 노폐물들이 뇌를 감싸고 있는 뇌척수액(cerebrospinal fluid)과 함께 움직이며, 마침내 뇌의 하부에 위치한 림프관을 통해 배출된다는 사실을 세계 최초로 밝혀냈다. 이는 곧, 뇌척수액이 단순한 보호막이 아니라, 노폐물 배출이라는 정화 기능까지 담당하고 있음을 의미한다. 이 과정을 통해 뇌는 말 그대로 스스로를 '씻어내는' 셈이다.

이 림프 배수 시스템은 나이가 들수록 기능이 떨어진다. 림프관이 막히거나 순환이 원활하지 않으면, 뇌 속에 노폐물이 축적되기 쉽고, 이것이 알츠하이머성 치매와 같은 퇴행성 뇌질환으로 이어질 수 있다.

그렇다면 이를 예방하거나 돕기 위해 우리가 일상에서 할 수 있는 실천은 무엇일까? 연구자들은 '림프 순환 마사지'를 하나의 대안으로 제시한다.

특히 턱밑과 목 주변, 즉 림프관이 몰려 있는 부위를 아침에 일어나자마자 약 10분간 가볍게 마사지하는 습관은, 뇌척수액 순환을 도와 노폐물 배출을 촉진하는 효과가 있다는 사실을 제시하였다.

위와 같이 첨단 과학이 밝혀낸 뇌의 청소 시스템은 단순한 생리학적 발견에 머물지 않고, 몸과 마음의 청정함을 유지하는 삶의 방식에 대한 깊은 통찰을 우리에게 던져주고 있다.

노화를 겪고 있는 우리들은 일상 생활 속에서 이러한 뇌 정화 사실에 대해서 적극적으로 실천할 필요가 있다고 하겠다.

누구나 마음에 행복감을 지닐 때
맑은 미소가 흐른다

　누구나 마음에 행복감이 머물 때 얼굴에는 저절로 미소가 번진다. 그 맑은 미소는 특별한 노력 없이도 마음으로 전해 줄 수가 있고, 주위 사람들까지 기분 좋게 물들인다. 특히 어린이의 해맑은 웃음 속에서 말로 설명할 수 없는 위로와 기쁨을 얻게 된다. 그러나 우리는 지금 이 순간 미소를 잃어버리고 있으니, 문득 의문이 든다. 우리도 어린 시절 한때는 그렇게 웃었을 텐데, 그 순수한 미소는 도대체 어디로 사라져 버린 것일까?

욕망의 형성과 의식의 왜곡

　모든 생명은 성장할 조건을 만나면 그 자리에 멈추지 않고 움직이기 시작한다. 방향을 정확히 알지 못한 채, 어딘가를 향해 나아가고자 하는 근원적 에너지, 욕망이 있다. 인간 역시 그러하다. 어머니의 태(胎)에서 있다가 10개월 만에 세상에 태어나면 몸의 다섯 감각(눈·귀·코·혀·몸)과 마음(분별심)이 세상에 대한 탐색을 시작한다.

이 오감은 외부 자극을 받아들이며, 단순한 생존을 넘어서서 점차 쾌락을 추구하는 방향으로 나아간다. 여기서부터 자아의식이 싹트고, 더 많이 얻고자 하는 욕망이 자라난다. 이 욕망은 반복된 행동을 통해 무의식적인 습관으로 굳어지고, 결국 '나'라는 존재는 끊임없이 외부에 의도를 알리고 욕구를 재촉하게 된다.

이러한 과정에서 우리는 자주 멈추어 자신을 지켜보지 못한 채, 무조건적으로 욕망에 따라간다. 그리고 그 욕구가 충족되지 않을 때, 어린 시절에는 울음으로 반응하지만, 성인이 되면 감정을 직접 밖으로 드러내지 못한 채 마음속에 가둔다. 이것이 쌓이면 곧 스트레스가 되고, 더 커지면 불안과 분노로 이어지며, 몸의 면역체계가 무너지고, 뇌를 비롯한 몸의 여러 부분에서 이상 신호가 나타나기 시작한다.

불교, 열두 가지 연기(緣起)의 고리로 설명

불교에서는 이러한 의식의 형성과 욕망의 전개를 '12연기(十二緣起)'라는 구조로 설명한다. 12연기는 무명(無明, avijja)에서 시작한다. 존재의 시작은 '모른다'라는 무지에서 비롯된다. 이 무지는 곧 무의식적인 충동과 행동(行, sankhara)을 낳고, 그것이 의식(識, vinnana)으로 나타나 저장되기 시작한다.

이 의식은 다시 여섯 가지 감각기관(六入, salayatana)을 통해 접촉(觸, phassa)을 이루고, 그로 인해 느낌(受, vedana)이 생긴다. 그리고 그 느낌은 갈망(愛, tanha)과 집착(取, upadana)으로 이어지며, 결국 자아에 대한 잘못된 동일시를 낳는다.

우리가 존재하는 사실을 왜곡하게 되고, 있는 그대로의 존재 형성을 보지 못하고, 자신의 주관적 해석을 통해 뒤틀린 의식을 갖게 되는 것이다.

전도된 마음과 '공(空)'의 통찰

불교의 공 사상을 일깨우고 있는 대표적인 《마하반야바라밀다심경》은 이 흐름을 오온(五蘊)의 구조로 다시 정리한다. 곧 색[形體], 수[感受], 상[表相], 행[意圖], 식[分別]이라는 다섯 가지 요소는 모두 텅 비어 있으며, 고정된 실체가 아니라고 선언한다. 위 경전에서는 "조견오온개공 도일체고액(照見五蘊皆空 度一切苦厄)", 우리들은 이 다섯 가지 요소들이 고정되어 있는 나로 오인하고, 있는 것을 있는 그대로 보지 못하는 전도된 마음, 즉 전도몽상(顚倒夢想)된 마음속에 갇혀 있음으로써 고통으로부터 자유로울 수 없다는 것이다.

이는 마치 우리가 꿈속에서 꿈인 줄 모르는 상태와 같다. '나'라고 믿고 있는 이 모든 것은 사실 인연 따라 잠시 모인 형상일 뿐이며, 실체적 자아는 본래 없는 것이다. 이 무아(無我)의 통찰에 이르지 못하면 우리는 계속해서 불안과 욕망의 꿈속에서 자유로울 수가 없다.

이처럼 어린 시절 해맑은 미소는 단순히 기분의 표현이 아니다. 그것은 무명의 어둠에서 벗어나 있는 그대로의 현실을 받아들이고, 내면의 불안에서 자유로워질 때 자연스럽게 피어나는 깨달음의 징후일 수도 있다.

웃음이 사라지는 순간들

우리는 몸과 마음이 지쳤다고 느낄 때, 자연스레 회복을 위한 무언가를 갈망하게 된다. 초조하거나 긴장된 상태에서 벗어나기 위해, 고요함을 되찾고자 하는 내면의 요구가 생겨나는 것이다. 이때 우리는 때로는 잠을 자고, 때로는 음식을 찾고, 또는 조용히 눈을 감은 채 휴식을 선택한다. 그렇게 해서 다시금 일상의 균형을 회복한다. 몸과 마음이 허기질 때, 그것을 스스로 인식하고 돌볼 수 있는 여유와 평온, 그것이 바로 회복의 출발점이다.

심리학 연구에 따르면, 인간이 일생 중 가장 많이 웃는 시기는 만 두세 살 무렵이다. 이 시기의 아이들은 하루 평균 100번 이상 웃음을 터뜨린다고 한다. 이때 아이들의 웃음 또한 다 이유가 있다. 배가 부르고, 몸이 편안하며, 곁에 자신을 지켜주는 보호자가 있다는 안정감을 느끼는 순간, 아이들은 외부 세계를 있는 그대로 마주한다. 그 세계는 탐구하고 싶은 경이의 대상이 되고, 호기심은 자연스럽게 미소와 웃음으로 이어진다. 아이의 웃음은 욕망이 없어서 생긴다. 더 바랄 것이 없기에 현재에 머무를 수 있다.

아이가 욕망이 없어서 웃는 것처럼 욕심이 없는 자리에 웃음은 끊이지 않는다. 욕망이 우리들의 웃음을 앗아간 것이다. 욕망의 크기가 클수록 웃을 일이 적어진다. 문제는 성장하면서 욕망도 더 크게 자라난다는 점이다. 더 갖고 싶은 마음, 비교하는 마음, 그리고 기대와 실망의 간극이 생기면서 불안과 긴장이 서서히 찾아온다. 주변 환경이 자기 뜻대로 되지 않으면 짜증이 일고, 그것을 해결하고자 하는 충동이 내부에서 일어난다. 그렇게 웃음은 줄어들고, 감정은 차츰 복잡해진다.

이러한 변화는 단지 마음의 문제가 아니다. 뇌의 신경망에서도 실제로 감지된다. 어릴 적 웃음과 호기심으로 자라났던 긍정적인 뉴런과 시냅스(synapse)는 부정적인 자극과 감정의 영향을 받으며 그 연결 상태에 흔들림을 겪는다.

결국 우리는 '왜 웃음을 잃었는가'를 자문하게 되는 시점에 도달한다. 어쩌면 웃음을 되찾는 길은 멀리 있지 않다. 몸과 마음의 필요를 다정하게 들여다보고, 지금 이 순간을 충분히 느끼는 것. 그 자리에 다시 아이의 미소처럼 밝은 웃음이 피어날 수가 있다.

웃음은 마음의 숨결이다

지난 10여 년 동안, 필자는 서울 사당동 복인복지관에서 70대 중반 전후의 남녀 어르신들을 대상으로 '행복한 명상' 강좌를 꾸준히 진행해 왔다. 명상과 요가, 그리고 마음 챙김 호흡을 통해 삶의 활력을 회복하고, 고요한 내면을 다시 바라볼 수 있도록 이끄는 프로그램이었다.

강의가 시작된 지 2년쯤 되었을 무렵, 어느 날 필자는 수업

중 특별한 제안을 했다. 천천히 몸을 이완하는 요가 동작과 들숨·날숨에 집중하는 호흡 명상을 마친 후, 참가자들에게 1분간 큰 소리로 박장대소를 하자고 권했다.

그렇게 손바닥을 치면서 크게 웃은 다음, 잠시 휴식을 취한 뒤, 이번에는 2분 동안 손바닥으로 바닥을 치고 두 다리를 흔들며 서로를 마주 보며 웃는 시간을 가졌다. 그런데 놀랍게도 그 자리에 있던 모든 이들의 얼굴이 아이처럼 환하게 밝아졌다. 오랜만에, 아니 평생 처음일지도 모를 그 맑고 시원한 웃음소리 속에서 참가자들은 마치 시간을 거슬러 유년의 천진함으로 돌아간 듯 좋아했다.

마음 나누기 시간에 그들은 한결같이 "어린 시절 이후 이렇게 웃어본 적은 처음"이라고 하면서 그 경험 하나만으로도 마음 속 깊이 무언가가 풀렸다고 고백했다. 그날 이후, 필자는 매번 강의 때마다 마지막 2분을 '웃음 명상'으로 마무리했다.

행복한 명상 강좌에 참가한 분들이 크게 웃는 소리는 복지관 전체에 퍼졌고, 다른 수업을 듣던 시니어들까지 그 웃음에 감염되어 함께 웃고, 기분이 좋아져서 점차 더 많은 이들이 '행복한 명상' 수업을 찾게 되었다.

마음 챙김(mindfulness)은 지금 이 순간에 머무는 연습이다. 눈·귀·코·혀·피부·생각, 우리의 감각기관을 통해 끊임없이 들어오는 외부 자극을 과거나 미래로 떠도는 마음이 아닌 현재의 자리에서 지켜보는 것이다. 그 접촉의 순간에 '좋다, 싫다'라는 판단 이전의 순수한 알아차림이 일어난다면, 우리는 조금 더 평온하게, 조금 더 유연하게 삶을 받아들일 수 있다.

명상 수행자들은 이것을 "그래, 그렇지. 다 그런 거지."라고 수용하는 마음이라고 말한다. 그 마음이 깊이 자리를 잡을 때, 평온해진다. 그리고 그 자리에서 나오는 웃음은 단순한 감정의 표현이 아니라 몸과 마음, 뇌에까지 영향을 주는 생리적·심리적 정화의 힘을 가진다. 이 순간순간의 웃음은 우리 뇌의 노화를 막고, 깨어 있는 어린 뇌로 되돌아가게 한다.

붓다의 미소, 가장 고요한 웃음

세상에서 가장 평온한 웃음은 어쩌면 붓다의 미소일 것이다. 앉아 있거나 서 있는 불상들, 남방불교와 북방불교 어디를 가도 그 '빙그레' 웃는 미소는 변함없이 사람들을 맞이한다. 《법구경》에서는 붓다의 미소를 이렇게 찬탄한다.

"성 안 내는 그 얼굴이 참다운 공양구요,
부드러운 말 한마디 미묘한 향이로다.

언제나 변함없이 웃음 짓는 그 얼굴이
부처님의 마음일세."

필자는 명상할 때마다 붓다의 미소를 마음에 떠올리곤 한다. 그중에서도 특히 명상할 때마다 떠오르는 불상은 국보 제87호 '금동미륵보살 반가사유상'이다. 연꽃좌 위에 앉아 오른쪽 다리를 왼쪽 무릎 위에 올리고, 머리를 살짝 숙여 오른손으로 뺨을 괸 모습은 감동으로 다가온다.

그 얼굴의 고요한 미소는 시간과 공간을 초월해 무심과 자비, 깨어 있음과 고요함을 동시에 담고 있다. 그 미소 앞에 설 때마다, 필자는 웃음이야말로 진정한 수행의 열매이며, 우리 존재의 가장 깊은 평화를 비추는 거울이라는 생각을 하게 된다.

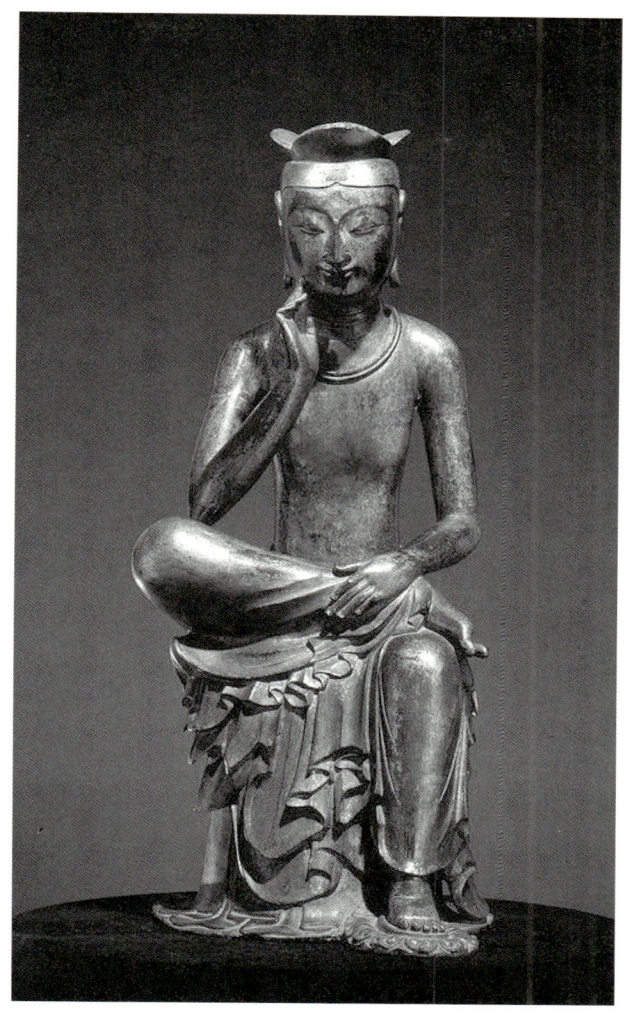

미소 짓는 금동미륵반가사유상 / 국보 제87호

붓다, 명상에서 어떻게
행복을 찾을 수 있었을까?

붓다는 얼마나 오래 이 세상에 머물며 가르침을 펼쳤을까?

불교 문헌에 따르면, 붓다는 기원전 5세기, 지금으로부터 약 2,500년 전 인물이다. 통설에 따르면, 그는 29세에 출가하고, 35세에 깨달음을 얻은 뒤, 45년간 인도 전역을 걷고 또 걸어 다니시며 가르침을 전하시다가 80세에 열반에 드셨다고 한다. 당시 평균 수명이 짧았음을 고려하면, 붓다는 매우 평온하고 지혜롭게 몸과 마음을 챙기는 마음 챙김 명상을 통해서 오랜 세월 법을 전하시면서 장수하셨음을 알 수 있다.

붓다의 깨달음은 단순한 '지적 통찰'이 아니었다. 붓다께서는 깨달음을 얻은 직후에도 보리수 아래에 머물며, 자신이 자각한 진리가 과연 문제가 있는지 없는지를 며칠 동안 통찰하며 스스로 검증했다.

　부왕(父王)인 정반왕(淨飯王)과 사랑하는 아내 야소다라와 아들 라훌라를 놓아두고 출가한 것은 물론이고, 수행자 시절 만난 당시 인도의 최강대국이었던 마가다국 빔비사라왕의 간청도 뿌리치고 고행을 지속하였다. 그렇듯 목숨을 건 6년간의 고행 끝에 마침내 괴로움에서 벗어난 그 순간, 얼마나 깊은 기쁨으로 충만했을지 상상조차 힘들다. 하지만, 붓다께서는 깨달음을 얻고 나서도 이 가르침을 세상에 전할지 말지 한동안 망설였다고 《초전법륜경》은 전한다.

> "나의 이 깨달음의 원리는 세상 사람들이 행복을 추구하는 그 길과 다르다. 과연 누가 알아듣고 받아들일 수 있을까? 차라리 홀로 즐기며, 이야기하지 않는 것이 좋겠다."

라고 붓다께서 고민하는 모습이 경전에 담겨 있다. 자신이 자각(自覺)한 진리를 전했다가 이해하지 못하고 비난하는 사람들까지 배려해서 붓다는 침묵하고자 하였다. 그러나 하늘의 범천(우주 창조의 신, 힌두교 최고의 신이었으나 불교의 수호신이 됨)이 세 번이나 간청하였다. 경전에서는 그 내용을 다음과 같이 기록하고 있다.

"부처님이시여, 법을 설하소서. 여래시여, 법을 설하소서. 세존께서 법을 설하시지 않으면 탐욕의 강물에 떠밀리고 분노의 불길에 휩싸인 이 세상은 파멸로 치닫고 말 것입니다. 세존이시여, 이 세상에는 그래도 때가 덜 묻은 이들이 있습니다. 신과 진리 앞에 진실한 사람들이 있습니다. 그들을 버리지 마소서. 그들마저 기회를 놓치는 것은 참으로 슬프고 애석한 일입니다.

(중략)

가장 현명하신 분이시여, 모든 것을 보시는 분이시여, 슬픔을 없앤 분이시여. 진리의 누각에 올라 태어남과 늙음과 슬픔에 빠져 있는 사람들을 굽어보소서.

영웅이시여, 승리자이시여, 일어나소서. 진리를 설파해 주소서. 분명 이해하는 이가 있을 겁니다."

범천의 간곡한 간청을 듣고 마침내 붓다는 인연 있는 이들을 위하여 가르침을 펴기로 결심한다. 붓다의 첫 가르침은 '중도(中道)'였다. 수행자에게 너무 조급하게 서두르지도 말고, 쾌락에 빠져 게을러지지도 말 것을 강조했다. 이 균형의 길은 고집멸도(苦集滅道) 사성제(四聖諦)의 가르침으로 이어진다.

사성제 : 괴로움의 실상과 해탈의 길

- 사성제의 첫 번째인 고성제(苦聖諦)는 이 세상 모든 존재가 태어남, 늙음, 병듦, 죽음이라는 불가피한 고통이 있다는 것이다. 모든 존재는 이 고통을 겪으며 살아간다. 고통은 반드시 그만한 원인이 있어서 생기는 것이다.

- 집성제(集聖諦)는 모든 괴로움에는 원인이 있다는 것이다. 탐욕, 집착, 무지가 그 괴로움의 뿌리다. 의사가 환자를 만났을 때 아픈 상처를 돌보는 것처럼, 그 원인을 면밀하게 마음을 가다듬어 통찰하고 챙겨보아야 한다. 고통의 원인, 질병의 상태(병의 원인)를 확인하는 것이 집성제(集聖諦)라 할 수 있다.

- 멸성제(滅聖諦)는 괴로움의 원인을 멸하는 진리이다. 고통의 원인과 증상을 제거하면 기쁘고 즐거운 상태인 멸성제(滅聖諦) 즉 니르바나(nirvāṇa, nibbāna, 괴로움의 소멸, 괴로움으로부터 자유로움, 번뇌의 불길이 꺼진 상태)에 이르게 된다.

- 도성제(道聖諦)는 괴로움의 소멸에 이르는 진리이다. 고통의 원인이 어디에서부터 생겨났는지를 알았다면, 의사가 환자에게 아픈 부위를 치료하거나 약을 처방하여 병을 제거하는 것처럼 붓다께서는 우리들에게 가장 기본적인 여덟 가지 수행법인 팔정도(八正道)를 제시하셨다.

팔정도는 다음과 같다.

- 정견(正見: 있는 것을 있는 그대로 주관적인 것이 아니라 누가 보더라도 알 수 있는 객관적 알아차림 하는 수행)

- 정사(正思: 다른 이에게 괴로움을 주고자 하는 생각 없이, 언제나 지혜롭고 자애로운 따뜻한 마음을 갖고 나아가는 수행)

- 정어(正語: 있는 사실을 있는 그대로 진실하게 보고 말하거나 다른 이를 칭찬하고 챙기면서 기쁨과 즐거움, 행복하게 해주는 아름다운 말)

- 정명(正命: 바른 삶을 위한 자애로운 직업이나 일을 하면서 누구에게나 도움을 줄 수 있는 일상생활)

- 정업(正業: 일상에서 하고자 하는 일들뿐만 아니라, 생각 그 자체, 또는 일 자체가 다른 이들에게 해로움을 끼치지 않고, 모두에게 기쁘고 즐겁고 행복할 수 있도록 돕는 마음과 그 행위)

- 정정진(正精進: 바르게 보고 바르게 사는 모든 일과 행위가 중단 없이 열심히 노력하는 마음의 약속이나 행동들)

- 정념(正念: 바르게 있는 그대로를 마음을 챙겨 주의 집중하는 수행, 특히 현재 순간순간 일어나는 생각이나 몸의 감각들을 알아차리고 마음을 챙겨주는 수행)

- 정정(正定: 마음이 한 곳에 주의 집중하여 흔들림 없이 고요하고 평온한 마음 상태인 삼매에 이르고 있는 경지)

팔정도는 인간이 겪는 끝없는 욕망과 번뇌의 물결 속에서도 평온하고 맑은 본래의 마음으로 돌아가도록 이글어 주는 덕목이다. 이는 붓다가 걸은 '지혜의 길'이며, 동시에 지금 우리에게 전해지는 수행의 핵심이라 할 수 있다.

끊임없는 번뇌와 욕망에 흔들리지 않고, 고요하고 맑고 평온하고 밝은 본래 본성의 청정한 마음 상태에 나아가고자 수행, 이 팔정도를 통해 순간순간을 놓치지 않고 마음을 챙기고 깨어 있는 경지에 오르면 언제나 지혜롭고, 기쁘고 행복하게 살아갈 수 있다.

붓다는 깨달음을 이루고도 미소를 잃지 않으셨다. 깨달음을 이루시고 열반하실 때까지 45년 동안 늘 미소를 지으면서 만나는 이들에게 궁극의 행복을 일깨워 주셨다. 하루에 한 번씩 공양에 누더기 옷을 입고 인도 전역을 떠돌면서도 누구를 만나든 따뜻한 마음으로 대했고, 수없이 많은 제자들에게 똑같이 자비로운 정성으로 깨달음의 지혜를 전했다.

그리하여 붓다가 처음 법을 전한 5비구로 시작하여, 얼마 지나지 않아 1200명의 제자들이 모이게 되었고, 인도 전역에 부처님 법이 널리 전해지기 시작했다. 그리고 2500년이 지난 오늘날까지 붓다가 가르친 진리의 길은 세계 각국에 전해져서 세상 사람들을 고통에서 벗어나게 해주고 있다.

붓다께서 가르치신 길은 세상 사람들이 추구하는 것과는 처음부터 결이 다르다. 보통 사람들은 대부분 감각적 애욕과 욕구에 사로잡혀 있다. 하지만 붓다께서는 많은 이들을 근본적인 고통의 굴레에서 벗어날 수 있는 가르침을 펴신 것이다.

붓다께서 마지막으로 남긴 말씀은 다음과 같다.

"자기 자신을 등불로 삼고(自燈明),
법을 등불로 삼아라(法燈明)."

이 글처럼 붓다의 가르침은 수행을 통해 외부의 빛이 아닌, 자기 내면의 등불을 밝히라는 것이다. 그래서 붓다의 가르침은 지금 이 순간에도 여전히 유효하다. 팔정도의 길은 단지 고행이나 초월적 경지를 위한 것이 아니라, 일상의 삶 속에서 평화롭고 행복하게 살아가기 위한 실천의 길이다.

제3장

누구나 할 수 있는
마음 챙김 명상

고통을 넘어 기쁨과 행복에 이르기 위한 붓다의 초기 수행 지침

행복은 '주의 집중 마음 챙김 명상'에서 온다

붓다가 고통에서 벗어나 깨달음을 얻었을 당시, 그 내면은 얼마나 깊은 평온과 기쁨으로 가득했을까? 그 모습은 맨 처음으로 다섯 수행자에게 가르침을 설한 사성제 가르침 속에 간결하게 담겨 있다.

"함께한 벗이여! 내가 걸어온 수행의 길은 감각적 욕망을 만족하게 하는 쾌락의 길도, 몸을 결박하며 고통을 일삼는 고행의 길도 아니다. 나는 마음을 고요히 하기 위해, 단 하나의 단순한 수행, 곧 들숨과 날숨의 호흡에 즈의를 가지면서 존재의 본성에 대해 통찰하는 데 집중하였다."

붓다는 이 수행을 통해 몸과 마음에서 일어나는 혼란과 불편함을 억압하거나 회피하지 않았다. 대신, 그것들을 있는 그대로 바라보고, 인정하며 받아들였다. 바로 이것이 '마음 챙김 곧 알아차림(sati, mindfulness)'의 실천이며, 위빠사나 수행이었다.

이렇게 거듭된 마음 챙김 명상은 곧 마음의 고요와 평온을 이루게 했고, 결국 깊은 집중의 경지인 '삼매(samādhi)'에 이르게 했다. 삼매로 나아가는 가장 기초적인 방법인 호흡 알아차림은 몸을 유지하는 근본적인 기운을 지켜보고 알아차림 하는 들숨 날숨 호흡 수행에 바탕을 두고 있다.

붓다는 이후 이 호흡 수행을 더욱 체계화하여 제자들에게 가르쳤고, 그 가르침은 《아나빠나사띠 숫따(Ānāpānasati Sutta, 출입식념경)》로 전해지고 있다. 여기서 '호흡을 통한 마음 챙김'은 살아있는 몸의 근본적 흐름을 따라, 지금 이 순간의 들숨과 날숨을 알아차리는 데 그 중심에 있다. 즉 살아서 존재하는 모든 생명체는 반드시 들숨과 날숨을 하면서 생명을 이어가고 있기 때문이다.

존재를 향한 고요한 통찰 – 위빠사나 수행의 핵심

붓다는 마음이 고요하고 평온한 삼매(三昧)에 머물렀을 때, 삶을 바라보는 방식의 전환을 체험하였다. 곧, 지금까지 우리가 익숙히 살아온 무엇이 되려고 하고, 무엇을 얻고자 하는 '행위 중심의 삶(doing)'에서 벗어나, 존재 자체의 상태와 흐름을 바라보는 '존재 중심의 삶(being)의 방식'으로 시선을 돌려 바라보기 시작했다.

이것은 단순한 관념의 전환이 아니라, 새로운 차원의 존재에 대한 전면적인 통찰이다. 인간은 왜 고통에서부터 자유롭지 못한가? 그 이유를 붓다께서 직접적이고 포괄적인 방식으로 관찰하기 시작한 것이다.

이러한 통찰의 정수가 오늘날 빨리어 경전으로 전해지는 초기불전, 《대념처경(Mahāsatipaṭṭhāna Sutta)》에 담겨 있다. 이 경전에서 붓다는 존재 방식에 대해 자세히 설명하고 있다. 또한 존재를 탐구하는 수행의 길로 몸과 마음, 감각과 의식의 과정을 세밀히 통찰할 것을 제시하였다. 더 나아가, 생명을 구성하는 이 육신은 끝내 백골이 되어 허무하게 사라지는 모습까지, 존재의 본성을 있는 그대로 낱낱이 통찰하면서 몸과 마음의 존재 양식을 살펴보았다.

"형성된 모든 존재는 끊임없이 변화하며(無常, anicca), 그 어느 것도 고정됨이 없이 변화하고 있기에, 변화하지를 않기를 바라는 순간에서 고통을 낳게 되고(苦, dukkha), 있는 그대로 존재를 바라볼 때, 그 안에는 '영원한 나'라고 할 만한 실체가 없다(無我, anattā)."라고.

이 세 가지 가르침은 붓다가 존재의 근원을 통찰한 존재론적 가르침의 핵심이다.

"무상은 집착을 허무하게 만들고, 고는 그 집착으로 인한 괴로움을 드러내며, 무아는 '나'라는 허상을 벗기고 존재의 본래 모습을 드러낸다."

붓다는 이러한 존재의 실상을 거부하거나 억압하지 않았다. 오히려 그것을 고요히 지켜보고 받아들였을 때, 무지(無知)에서 깨어나 새로운 삶의 가치를 발견할 수 있다고 하였다. 이는 위빠사나(vipassanā, 통찰) 수행에서 핵심적인 가르침으로 삶과 죽음을 관통하는 지혜의 문을 여는 열쇠이다.

붓다는 주의 집중 호흡 수행에서 기쁨과 행복을 찾았다

붓다가 가르친 길은 우리가 괴로워하고 기쁨과 행복을 누리지 못하는 근본 원인을 살피고 고통에서 벗어나 궁극의 행복을 이루는 것이다. 괴로움은 무엇을 얻고자 하는 마음, 곧 감각적 욕망을 향한 끊임없는 갈망에 그 원인이 있다. 붓다는 이를 "탐욕이 충족되지 않을 때 생기는 긴장과 분노, 불과 같은 성냄, 그리고 얻을 수 없는 걸 얻고자 하는 어리석은 행동으로 이어지는 마음의 세 가지 독(三毒), 곧 탐(貪, 탐욕)·진(瞋, 성냄)·치(癡, 어리석음)"라고 하였다. 이 세 가지는 끝없이 번뇌를 일으키는 근원이 되며, 우리의 의식을 흐리고 마음을 혼란에 빠뜨린다.

이러한 마음의 작용은 주관적인 감정과 생각에 사로잡힌 채 현재 있는 그대로의 상황을 객관적으로 알아차리지 못하기 때문에 더욱 심화한다. 그로 인해 불안과 우울감에 깊이 빠져들게 되고, 현재 이 순간과의 단절로 이어진다.

이와 관련해 최근 심리치료 분야, 특히 마음 챙김을 기반으로 한 인지 치료를 제시한 Z.V. 세갈(Segal) 등은 MBCT*에서 "마음은 집착하거나 회피하려 할 때 가장 산만해지고, 우울감을 느낀다"라고 강조하였다. 이와 유사하게, 하버드대학교 연구진인 매슈 킬링스워스(Matthew Killingsworth)와 대니얼 길버트(Daniel Gilbert)는 《사이언스(Science)》(2010)에 실린 논문에서 다음과 같이 결론짓고 있다.

> "방황하는 마음은 불행한 마음이다(A wandering mind is an unhappy mind)."

그들의 연구에 따르면, 인간은 하루 동안 전체 시간의 절반 가까이를 '마음 방황'에 소비한다. 즉, 지금 이 순간의 감각이나 경험과 무관한 생각들 — 이미 지나간 과거의 후회나, 아직 오지 않은 미래의 불안 — 속에 머무르며 살아간다는 것이다. 흥미로운 점은, 사람이 무엇을 하고 있든지 그의 '마음이 지금 여기'에 있지

---

* Mindfulness-Based Cognitive Therapy, 2002.

않을 때, 즉 주의 집중을 하지 못하고, 주의가 산만해질 때 현재 이 순간에 머물지 못하기 때문에 불행하다고 결론짓고 있다.

인간은 다른 동물과 달리, '예전에 일어났던 일'이나 '지금 일어나지 않은 일'을 상상하고 염려할 수 있는 능력을 지녔다. 실제로 과거에 일어났던 일이나 미래에 일어날 일을 생각하는 데 많은 시간을 소비한다. 사실 이 능력은 새로운 일을 학습하고 미래를 계획하고 탐구하는 데 진화적 이점을 안겨주었지만, 동시에 마음의 방황이라는 정서적 대가 또한 수반되었다. 자기 자신도 모르게 떠다니는 마음은 하루에서 절반가량을 방황으로 소비하며 무심코 불행을 키워가는지도 모른다.

이 연구에 참여했던 매슈 킬링스와 길버트(Killingworth MA, Gilbert, 2010)에 따르면, 사람의 마음이 부정적이거나 중립적인 생각으로 방황할 때 그는 덜 행복하다고 한다. "그가 무엇을 하고 있든지 그의 마음이 방황하고 있을 때가 초점이 맞춰 있을 때보다 덜 행복하다"라는 것이다.

이러한 문제를 해결하는 길은 명확하다. 바로 '지금 여기(this here and now)'에 주의를 기울이는 것, 다시 말해 마음 챙김(mindfulness)의 회복이다. 하지만 많은 사람들은 자신이 지금 무엇을 생각하고 있는지, 어디에 주의를 기울이고 있는지에 대해 관심도 없고, 별로 주의를 기울이지 않는다.

명상 지도자로 스트레스 감소 훈련 프로그램(MBSR)을 착안한 존 카밧진(Jon Kabat-Zinn)은 《마음 챙김 명상과 자기치유》*에서 다음과 같이 말했다.

"마음 챙김은 마음이 방황하지 않도록 억지로 통제하라는 것이 아니다. 그렇게 하면 오히려 더 큰 골칫거리를 만들 뿐이다. 오히려, 마음이 방황하고 있다는 것을 부드럽게 알아차리고, 그 주의를 지금 이 순간, 가장 중요한 곳으로 되돌려 오는 것이다."

이때 가장 기본이자 중요한 수행 대상은 바로 '호흡'이다. 들숨과 날숨 — 그 단순하지만, 생명과 직결된 호흡의 흐름, 호흡의 일어남과 사라짐에 집중해서 마음 챙김을 할 때 우리는 고요히 지금 여기에 깨어 있게 된다. 이 호흡의 흐름에 주의를 기울이는 순간, 우리는 쫓아가던 과거에도, 미래에도 머무르지 않게 되고, 현재라는 삶의 한가운데에 뿌리내릴 수 있다.

붓다는 바로 이 단순한 호흡 수행을 통해 고요와 기쁨, 그리고 진정한 행복의 길을 걸었다. 이는 오늘날 위빠사나 수행의 핵심이자 일상을 살아가는 우리 모두에게 주어진 자비로운 길이다.

---

* 《Full Catastrophe Living》(Revised Edition, 2013).

지금 여기, 깨어 있는
마음으로 지켜보는 호흡 수행

호흡에 주의 집중하기

붓다는 《출입식념경(出入息念經, Ānāpānasati Sutta)》에서 호흡에 대한 주의 집중 수행이 기쁨과 행복을 일으킨다고 직접 설하였다. 이 경전은 열여섯 가지 호흡 수행법을 제시하면서 호흡 수행의 중요성을 강조하고 있다. 초기 단계인 1~4번은 '호흡 주의 집중 챙김'을, 이어지는 5~6번은 '그 결과로 일어나는 마음 상태, 내면의 변화'를 구체적으로 표현하고 있다.

경전에서는 다음과 같이 말한다.

○ **1~2번 수행에서** '숨을 길게 들이쉬면서 숨을 길게 들이쉰

다'라고 알아차리고,

'숨을 길게 내쉬면서 숨을 길게 내쉰다'라고 알아차린다.

'숨을 짧게 들이쉬면서 숨을 짧게 들이쉰다'라고 알아차리고,

'숨을 짧게 내쉬면서 숨을 짧게 내쉰다'라고 알아차린다.

○ **3~4번 수행에서** '온몸을 감지하면서 숨을 들이쉬리라'라고 하며 수행하고,

'온몸을 감지하면서 숨을 내쉬리라'라고 하며 수행한다.

'몸을 조건 짓는(身行) 과정을 고요히 하면서, 숨을 내쉬리라'라고 하며,

'몸을 조건 짓는 과정을 고요히 하면서 숨을 내쉬리라'라고 하며 수행한다.

○ **5~6번 수행에서** '희열(piti)을 체험하면서 숨을 들이쉬리라' 하고 집중하며,

'희열을 체험하면서 숨을 내쉬리라' 하고 수행한다.

'행복(sukkha)을 체험하면서 숨을 들이쉬

리라' 하며 수행하며

'행복을 체험하면서 숨을 내쉬리라' 하며 수행한다.

이러한 수행은 호흡이라는 단순하고 반복적인 행위를 통해 '주의 집중(sati)'과 '자각'의 힘을 키우며, 결과적으로 마음의 고요와 내면의 환희에 이르게 한다.

호흡 수행의 실제적 접근

1~2번 호흡 수행은 마음을 고요하게 하여 '생각의 흐름'을 멈추게 하는 사마타(止, samatha) 수행이다. 마음을 바로 지금 이 순간, 코끝에서 느껴지는 미세한 호흡의 감각에 집중하게 한다. 호흡의 흐름이 일어날 때 코 주변의 감각을 챙겨보는 주의 집중을 하도록 한다. 초보 수행자는 오른손 검지를 코끝 가까이 가져다 대어 보면 들숨 날숨의 호흡의 흐름을 더욱 명확히 알아차리며 집중할 수 있다.

3~4번 호흡 수행은 위빠사나(觀, vipassanā) 수행이다. 1~2번 호흡 수행을 통해 어느 정도 알아차리면 좀 더 호흡을 천천히 크게 흉부에서 복부 아래쪽까지 내려가면서 횡격막(가로근)의 움직

임에 따라 복부가 일어나고 머무는 호흡 과정을 알아차린다. 이 때 호흡은 보다 깊어지며, 횡격막의 움직임에 따라 복부 아래까지 내려갔다가, 다시 복부가 위로 오르는 생생한 내면 감각으로 연결된다. 이러한 수행은 몸의 움직임을 있는 그대로 자각하게 하며, 몸과 마음을 자연스레 고요와 평온 속으로 이끈다.

이 과정에서 마음은 판단과 해석을 내려놓고, 단순한 '지켜봄' 속에 머무르게 된다. 이렇게 1~4번째 호흡 수행을 있는 그대로 챙기면서 수행하다 보면, 마음은 차분해지고 고요하고 평온하게 되면서, 주관적 판단을 내려놓게 되고, 여유로워진다. 이럴 때 5~6번 호흡 수행에서 말하는 희열과 행복이 인위적으로 '만들어지는' 것이 아니라, 고요하게 '머무르게 되는' 것이다. 즉, 기쁨과 평안은 어떤 대상에 의해 생기는 것이 아니라, 마음이 현재에 머물러 있을 때 자연스럽게 드러나는 내적 상태이다.

왜 우리는 호흡을 놓치고 사는가

현대인들 대부분은 끊임없이 호흡을 하고 있음에도, 그것을 의식적으로 호흡의 흐름을 챙겨보고 지켜보는 일에는 익숙하지 않다. 우리는 늘 무언가를 이루려는 목적에 매몰되고, 목적 달성을 하고자 하는 생각의 흐름에 따라 무의식적인 습관이나 자동적인 움직임으로 말미암아 잠시도 그 생각을 멈추지 못한다. 생각과 감정, 계획과 기대의 흐름에 휩쓸려서 호흡은 늘 우리 곁에 있으면서도 자각되지 않은 채 놓쳐지고 마는 것이다.

이러한 무의식적인 습관은 곧 '마음의 방황'으로 이어진다. 특히 오늘날과 같은 정보의 홍수 시대, 끝없는 자극 속에서 우리는 늘 바깥을 향해 반응하기 마련이다. 순간순간 멈춰서 지켜보지 못하고, 깨어 있지 않은 상태로 주변에서 일어나는 수많은 정보를 익히고 따라가고자 하는 분주한 환경으로 인해 마음은 더욱더 혼란스러워진다. 이렇듯 자기 안에서 일어나는 감정의 물결을 지켜볼 여유를 잃은 채 불안과 우울, 분노와 무기력은 더욱 자주 찾아오고, 우리는 삶의 중심을 잃은 채 흔들리는 존재로 살아가게 되는 것이다.

그러나, 그 순간 스트레스를 받지 말고, 바로 '들숨과 날숨'을 지켜보는 것만으로도 마음은 정지한다. 호흡 수행으로 온화한 쉼의 상태를 만들어야 한다. 그럴 때 몸과 마음이 안도하며 긴장을 풀고, 고요와 평정이 서서히 마음속으로 번져 드는 것이다. 이것이 바로 붓다가 말한 '바로 지금 여기에서 깨어 있는 삶'이며, 마음 챙김 수행이 안내하는 행복의 시작이다.

노부부의 마음 챙김 명상 – 일상에서 피운 평온

우리 절에 오랫동안 다니며 정성껏 법회에 참석한 노부부가 있었다. 93세의 할아버지와 90세의 할머니는 잉꼬부부의 전형으로 서로를 사랑하고 배려하며 살아온 모습이 표정과 행동에서 드러났다. 특히 노보살인 할머니는 아흔의 나이에도 여전히 할아버지의 아침·점심·저녁 식사를 정성껏 챙기며, 집안일을 도맡아 수행처럼 해왔다.

할머니와의 평소 대화에서 인상 깊었던 것은, 14명에 이르는 가족들의 생일을 음력으로 모두 기억하며, 생일이 다가올 때마다 "그들이 건강하고 일상에 어려움이 없도록 기도해 달라"고 웃으며 부탁하시던 모습이었다. 아들 셋, 며느리 셋, 손자 손녀 여섯 명까지—그들 모두를 위해 축원의 기도를 드리는 그분의 마음은 참으로 자애로웠다.

하지만 어느 해 1월, 늘 밝고 총명하던 할머니가 예전보다 기력이 크게 떨어지셨고, 외출도 힘들어졌다. 이전에는 사찰에서 봉사도 하고 밖에서 이웃과 잘 어울렸던 분이었으나, 이제는 겨우 할아버지 세 끼 밥상을 챙겨주고, 텔레비전을 보면서 긴 시간을 방 안에서 보내게 되었다고 한다. 반면 할아버지는 아직도 동네 붓글씨 모임에 참여하며 이웃과 교류하고 있었다.

그 얘기를 듣고 필자는 할머니에게 이렇게 권유했다.

"지금부터는 잠시라도 방 안에서 천천히 걷기 시작해 보세요. 한 발 한 발 내디딜 때, 발의 움직임을 느끼며 주의 집중하는 걷기 명상입니다. 혹은 염주를 손에 들고 '나무아미타불'을 조용히 외우며, 그 움직임과 소리에 마음을 집중해 보세요. TV 보는 시간은 조금 줄이시고요."

할머니는 미소 지으며 기꺼이 받아들이셨고, 필자는 "일주일 뒤에 얼마나 잘 실천하고 있는지 확인하겠다"라고 약속하였다. 일주일 후 내가 전화를 걸었을 때, 할머니의 음성은 밝지 않았다. 그래서 다시 여쭈었다.

"보살님, 혹시 할아버지보다 하루라도 더 건강하게 오래 사시길 바라십니까?"

그 순간, 전화기 너머로 들려오는 목소리에 생기가 돌기 시작했다.

"아니, 그런 말씀을요! 그래요. 당장 오늘부터 TV 보는 건 줄이고, 방안을 걸으며 걷기 명상을 하고, 염주를 굴리면서 염불도 열심히 하면서 다시 마음을 다잡겠습니다."

그렇게 밝은 음색으로 다짐을 한 날 이후, 할머니는 다시 활기를 되찾았다. 방 안으로 비치는 봄햇살을 받으며 염주를 굴리고, 조용히 걸으며 숨소리에 귀 기울이는 일상 속 마음 챙김 명상을 하면서 살아가기 시작했다. 할머니의 표정은 다시 밝아졌고, 기쁘고 행복한 일상으로 돌아왔다. 마음의 변화는 몸에도 긍정적인 영향을 주었다. 그야말로, 삶의 끝자락에서도 마음 챙김은 삶의 품격을 지켜주는 등불이 되어 주었다.

이러한 실천은 단지 개인적 위안의 차원을 넘는다. 붓다는 《출입식념경(Anāpānasati Sutta)》과 함께, 더욱 정밀한 통찰 수행의 길을 제시한 위빠사나 소의 경전인 《대념처경(Mahāsatipaṭṭhāna Sutta)》에서 "몸이 움직이는 상태(身), 몸에 부딪치는 촉각의 느낌(受), 마음속에서 일어나는 생각의 뿌리(心), 존재의 실상인 법(法)"에 대한 자각 — 신수심법(身受心法) — 을 통해 존재의 실상을 낱낱이 관찰할 것을 설하고 있다.

특히 이 경에서는 존재의 깊은 통찰로 몸의 구성 요소와 움직임에 대해서, 끝내는 죽음에 떨어져 나뒹구는 몸의 무상한 백

골의 모습에 대해서도 있는 그대로 낱낱이 통찰하면서 몸과 마음의 존재 양식을 살펴보고 있다.

그 핵심은 다음과 같은 통찰에 있다:

"형성된 모든 존재는 인연에 따라 생겨났으나 끊임없이 변화하며(無常, anicca), 고정됨이 없이 누구나 변화(태어나고 늙고 병들고 끝내 죽음)하고 있기에 고통스러운 것이며(苦, dukkha), 있는 그대로 존재를 바라볼 때 고정된 실체, '나'라고 할 만한 자아는 없다(無我, anattā)."

붓다는 이 세 가지 법인(法印)을 받아들였다. 그 변화무쌍한 흐름을 있는 그대로 수용하였고, 그 안에서 괴로움의 원인을 통찰하였으며, 결국 불안과 공포의 굴레에서 벗어날 수 있는 새로운 삶의 가치를 제시했다. 즉 괴로움의 원인을 확실하게 받아들일 때 삶의 새로운 가치를 깨닫게 되고, 불안과 공포에서 벗어나 당당하게 살아갈 수 있다고 강조하였다. 이러한 존재적 실체에 자유롭게 접근할 수 있는 수행이 곧 위빠사나다.

우리가 의도적으로 '다른 생각이나 감각적 아픔 등을 알아차리고, 그런 생각이, 아픔이 있구나!'를 알아차리기 위해서 들숨날숨 호흡에 주의 집중할 때 고통이 사라지는 것이다.

할머니의 작은 실천 역시 이 가르침과 다르지 않다. 한 발 한 발 발걸음을 내딛는 순간마다, 한 알 한 알 염주를 굴릴 때마다, 할머니는 변화하는 몸의 감각을 지켜보며, 존재의 흐름을 있는 그대로 받아들이는 수행을 이어간 것이다.

지금 이 순간 자신의 호흡을 알아차리는 것, 마음이 딴 곳으로 향하고 있음을 자각하고 다시 숨으로 돌아오는 것 — 이 단순한 행위가 바로 고통에서 벗어나기 위한 붓다의 가장 기본적 핵심 가르침, 마음 챙김 명상의 첫걸음이다.

호흡에 주의 집중하는 위빠사나 명상

누구에게나 처음 초기에는 어렵고 힘들지만, 수행하려는 마음이 중요하다. 호흡에 주의 집중을 하는 마음 챙김에서 한발 더 나아가 존재의 실체를 있는 그대로 수용하는 위빠사나 명상은 누구나 쉽게 할 수 있을 것처럼 보이지만, 실제로는 결코 쉬운 수행법은 아니다. 단순히 들숨과 날숨을 지켜보는 것조차 초보자에게는 커다란 도전이 된다. 그래서 많은 이들은 수행 초기, 명상센터에 머물며 일정 기간 집중적으로 명상을 체험한다. 3박 4일, 7일, 10일 묵언 명상 등 다양한 일정 속에서 하루 열 시간 이상 좌선 자세로 들숨과 날숨 호흡을 관찰하며, 알아차림을 반복하고 내면을 살핀다. 오후에는 지도자급 수행자들이 초보 수행자들과 수행 과정의 체험과 느낀 점을 나누고 어려운 점에 대해 상담하는 시간을 갖는다.

수행 초기에 마주하는 어려움들

일상에서 어떤 대상에 지속적으로 주의를 기울이며 지켜보는 일은 쉽지 않은 일이다. 코엔카의 수행지침서 《코엔카의 위빠사나 명상 - 자유에 이르는 삶의 기술》*에서는 다음과 같이 말한다.

> "명상은 게으름이 아니라는 것을 곧 알게 된다. 명상은 고요하지만, 전적인 집중과 노력을 요구하는 일이다."**

정신을 의식적으로 특히 특정한 방식으로 제어하려면 끊임없는 주의 집중이 필요하다. 그러나 이 호흡 수행은 긴장감을 일으키지 않으면서도 온갖 노력을 다해서 주의 집중 수행을 해야 하기에 금세 좌절감이나 피로감을 불러올 수도 있다.

---

*   The ART OF LIVING : Vipassana Meditation, William Hart, 1987.
** 윌리엄 하트, 담마코리아 역, 《코엔카의 위빠사나 명상》, 즈영사, 2017, p.22.

코엔카 명상센터에서 수행을 처음 경험한, 유발 하라리는 《21세기를 위한 21가지 제언》에서 수행센터에서의 초기 경험을 "나는 내 삶의 주인공, 내 개인 브랜드의 CEO인 줄 알았지만, 명상 몇 시간 만에 내가 통제력을 거의 갖고 있지 않다는 걸 깨달았다. 나는 CEO가 아니라 고작 문지기였을 뿐이다."*라고 전했다.

로버트 라이트 역시 《불교는 왜 진실인가》에서 묵언 명상 수행센터에서 위빠사나 수행 초기의 호흡에 주의 집중하기의 어려움에 대해 "계속 명상을 시도했지만 잡념을 멈출 수 없었다. 인터뷰 시간이 기다려졌고, 그것만이 유일한 위안이었다."라고 고백했다. 한편 그는 "호흡과 매미 소리에 주의를 기울이자 두 대상은 더욱 강하게 다가왔다. 그렇게 25~30분쯤 지나자 말로 표현하기 어려운 극적이고 강력한 황홀경이 찾아왔다."**라고 생생한 수행 체험을 토로했다.

이처럼 누구나 처음엔 어렵지만, 수행을 포기하지 않고 지속하면 어느 순간 주의 집중에 의한 큰 깨달음이나 내면의 고요함을 체험하게 된다. 이런 경험은 하루아침에 얻어지지 않는다. 20

---

* 유발 하라리, 《21세기를 위한 21가지 제언》, 김영사 2018, p.471.
** 로버트 라이트, 《불교는 왜 진실인가》, 마음친구, 2017, p.70.

년, 30년, 혹은 평생을 매일 수행하며 쌓아 올린 결과다.

수행을 꾸준히 하면 받는 선물

호흡 수행은 누구에게나 열려 있으며, 꾸준히 시간을 들여 수행하면 반드시 길이 열린다. 최근 한국에서도 명상에 대한 관심이 많아졌다. 명상 지도자를 꿈꾸는 이들도 많다. 예를 들어, 내가 지도하는 동국대 미래융합교육원의 명상 지도 전문 강사과정은 15년 전만 해도 수강생이 10명 남짓이었지만, 2020년 이후부터는 매년 50~60명 이상으로 증가하고 있다.

이들은 대부분 책이나 유튜브를 통해 명상을 접했다고 하는데, 이론적 지식뿐만 아니라 체험의 중요성도 인식하면서 명상에 심취하게 되었다고 한다. 그러나 실전에서는 대부분 호흡에 주의 집중하고, 몸을 편안히 하여 좌선하는 기본자세조차 어렵게 느낀다. 그런데 수행을 반복적으로 체험하면서 달라졌다.

수업 시간에 들숨 날숨 주의 집중 호흡 수행을 시키고, 주 1회 명상 체험 일지를 쓰고, 수행자들과 느낌을 나누게 했다. 그렇게 3개월 정도 지나자, 스스로 들숨 날숨 흐흡에 주의 집중할 수 있었고, 점차 마음의 고요와 평온함을 체험하게 되었다고 자랑스럽게 발표하는 수강생들이 많아졌다.

짧은 시간이라도 들숨과 날숨에 주의를 집중한 이들은 마음이 흔들릴 때마다 즉시 알아차리고, 멈추어 바라보며 평정심을 회복하는 힘을 길러간다. 또한 대하는 일마다 긍정적으로 받아들이면서 매사 전념할 수 있게 되었다고 한다.

얼핏 단순해 보이는 들숨과 날숨 호흡 관찰 수행은 실제로는 고도로 집중된 수행이다. 길면 길대로, 짧으면 짧은 대로, 있는 그대로의 호흡을 알아차리는 일은 생각보다 어렵다. 그러나 몸을 편안히 이완시키고, 여유를 가지고, 자신감을 잃지 않고 반복하면 누구에게나 수행 체험의 문이 열린다.

나이와 관계없이, 지금 이 자리에서 순간순간 깨어 있는 삶, 진정으로 행복한 삶을 살아가는 힘이 바로 이 단순한 호흡 수행 속에 숨어 있다.

몸의 움직임에 주의 집중하는 마음 챙김 명상

앉기·눕기·서기·걷기, 자세를 온전히 알아차린다

일상생활 속에서 무심코 반복되는 몸의 움직임 — 앉기, 서기, 눕기, 걷기 — 를 의식적으로 주의 집중해서 지켜보고 알아차리는 것, 이것이 바로 위빠사나 명상, 마음 챙김 명상의 핵심 중 하나다. 위빠사나 명상에서는 이러한 몸의 움직임 하나하나에 주의 집중하며 수행하는 방법을 매우 중요하게 가르친다. 이는 《대념처경(Mahāsatipaṭṭhāna Sutta, Dīgha Nikāya 22)》에서 명확하게 제시하고 있다.

"수행자들이여! 수행자는 걸어가면서 '나는 걷고 있다'라고 꿰뚫어 알고, 서 있으면서는 '나는 서 있다'라고 꿰뚫어 알며, 앉아 있으면서는 '나는 앉아 있다'라고 꿰뚫어 알며, 누워 있으면서는 '나는 누워 있다'라고 꿰뚫어 안다.

또 그의 몸이 어떤 자세를 취하고 있든지 간에 그 자세대로 안다. 또한 수행자는 나아갈 때도, 물러날 때도 자신의 거동을 분명히 알아차린다. 또 앞으로 볼 때도, 돌아볼 때도 분명히 알면서 행한다. 손을 뻗을 때도, 음식을 먹을 때도, 입거나 말하거나 침묵할 때에도 그 행위를 분명히 알아차린다."

— 《디가 니까야》 제22경, 대념처경

이 가르침은 단지 들숨 날숨 호흡을 관찰하는 데 그치지 않고, 우리 몸의 움직임에도 철저한 알아차림, 마음 챙김이 필요하다는 점을 강조한다.

들숨 날숨의 호흡을 챙기는 수행처럼 순간순간 자신의 몸이 움직이는 몸의 자세와 변화하는 동작을 깨어 있는 상태로 주의 집중하며, 있는 그대로 지켜보는 마음 챙김은 삶의 모든 순간을 깨어 있게 만드는 힘이 된다.

예를 들어, 단순히 '앉는' 행위조차 다음과 같이 천천히 수행해 볼 수 있다. 먼저 선 자세에서 '앉고자 하는 의도'를 명확히 한 후, 두 무릎을 서서히 굽히며, 엉덩이를 천천히 아래로 낮춘다.

엉덩이를 아래로 낮추는 움직임을 하나하나 알아차림을 하면서 앉기 시작한다.

서서히 다리를 더욱 깊게 구부리면서 엉덩이를 바닥으로 자리를 잡아간다. 자세가 점차 안정되면, 한쪽 다리를 펴고, 다른 다리를 자연스럽게 접어 올리는 과정까지 모든 움직임을 알아차리며 진행한다.

처음에는 2분, 익숙해지면 4분, 5분까지 시간을 늘려가며, 몸의 감각에 주의를 집중하면서 챙겨본다.

이러한 몸의 움직임 중심의 마음 챙김 수행은 일상에서 빠르게 몸을 움직이기보다 '느림'을 통해 충분하게 깨어 있는 의식을 훈련하는 것이다.

여기서, 단지 동작을 느리게 하는 것이 아니라, 그 동작을 일으키는 마음의 의도와 감각 하나하나를 놓치지 않고 지켜보는 것이다. 들숨 날숨 호흡을 천천히 하면서 그 과정을 분명하게 지켜보며 행하는 마음 챙김처럼, 몸이 방황하지 않고, 차분하게 자신이 행하는 부분 부분마다 깨어 있는 마음 상태를 유지하는 명상 방법을 체험할 수도 있다.

동작을 의도적으로 집중하여 느리게 체험하기

앉기, 눕기, 일어나기, 서기 등의 자세를 수행할 때도 마찬가지로 몸 전체의 감각과 자세를 정밀하게 의식한다. 예를 들어 '서기' 자세에서는 다음과 같은 포인트에 집중해 볼 수 있다.

허리는 곧게 펴고, 가슴은 부드럽게 열며, 어깨의 힘을 빼고, 턱은 살짝 아래로 끌어당기고, 어금니는 살짝 물고 혀는 입천장에 살며시 말아 붙인다. 두 손은 편안히 포개어 복부 위에 얹고, 두 발은 발뒤꿈치부터 발가락까지 균형 있게 바닥에 닿게 한다. 항문은 가볍게 조이고, 복부는 약간 앞으로 내민다.

이러한 동작들은 단순한 신체의 조정이 아니라, '지금 이 순간'에 머무는 훈련이다. 처음에는 3분, 점차 5분 정도로 시간을 늘려가면서, 몸의 감각과 움직임을 오로지 주의 집중하며 체험할 수가 있다.

순간순간 생각을 의도적으로 알아차리며 깨어 있기

몸의 자세가 순간순간 마음의 의도에 따라, 또는 무의식적으로 움직이는 것과 같이 마음속에서 일어나는 생각은 자기 자신의 의도를 넘어서 더 많이 분주하게 움직이다.

지금 막 떠오르는 생각들을 3분, 또는 5분 동안 일어났던 생각들을 간단하게 노트에 기록해 보기도 하고, 일어나는 생각들이 얼마나 많이 일어나고 있는지를 3분, 내지 5분 동안 숫자로 적어보기도 한다.

몸의 움직임을 그때그때 알아차려 보듯이, 일어나는 생각들을 점검하여 보는 기회를 갖게 된다면, 점차 일어나는 생각들이 줄어들 수가 있다.

또 하나의 실례로, 명상 수행자가 흐르는 강가에 앉아서, 나무줄기를 따서, 일어나는 생각이 있을 때마다 나뭇잎 위에 생각을 올려놓고 떠내려 보내는 순간순간을 갖게 되면, 어느 사이에 마음속의 생각이 멈추어지고, 텅 빈 본래의 고요한 마음을 가질 수가 있다. 그는 곧 자기 내면을 어느 정도 스스로 통제하고 깨어 있는 마음 상태를 가질 수 있다.

마음 챙김 먹기 명상:
음식을 통한 수행

사람은 누구나 매일 음식을 먹는다. 식사의 횟수와 방식, 식단의 종류는 사람마다 다르지만, 식사는 단순한 생존 행위를 넘어 삶의 양식과 감정을 반영한다. "먹는 음식이 그 사람을 만든다"라는 말은 단순한 속담이 아니라 연구 결과에 의해 입증되고 있다.

'먹기 명상'은 음식을 먹는 이 일상적 행위를 수행의 장으로 삼는다. 먹기 마음 챙김의 핵심은 한 끼 식사에서 오감(五感)을 열고, 음식의 색과 향, 질감과 맛에 온전히 주의를 집중, 마음을 챙기면서 지금 바로 이 순간을 느끼며 먹는 데 있다.

물론 먹기 명상에 대해 다른 의견이 있는 사람도 있을 수 있다. 예를 들면 반가운 사람들과 어울려 안부를 나누기도 하고, 서로 대화하며 웃고 떠들면서 먹는 것이 더 좋다고 말할 수도 있다. 그 또한 음식을 함께 먹으면서 소통하는 하나의 소중한 삶의 방식이다.

하지만 최근엔 홀로 식사를 하는 '혼밥' 문화가 확산되고 있다. 많은 이들이 TV나 스마트폰을 보며 무의식적으로 음식을 먹는다. 음식의 맛을 충분히 느끼지도 못하고, 과식하거나 특정 기호식품에만 의존해 영양 불균형으로 인한 영양실조, 만성 소화불량, 심지어 비만에 이르는 사람들도 많아지고 있다.

이러한 이들에게 먹기 명상은 여러 모로 큰 도움이 될 것이다. 하루 세 끼, 음식을 먹을 때마다 잠깐이라도 음식에 대한 마음 챙김을 하면서 행복하게 먹는 식습관으로 몸과 마음 건강을 찾은 사례가 많다.

하루 한 끼를 수행으로 삼는 법

식사 전, 음식이 눈앞에 놓였을 때 먼저 그 모습을 조용히 바라보고, 음식의 향기를 맡고, 혀에 닿는 감각과 맛을 천천히 음미하며, 씹는 감각을 느껴보자. 저작(咀嚼)을 통해 턱뼈와 잇몸 근육이 움직이면, 기분이 자연스레 좋아지고 침샘이 자극된다. 침은 음식의 소화를 돕는 효소를 포함하고 있어 몸에도 유익하다.

의학적으로도 저작은 기억력과 관련된 해마(hippocampus)와

전두엽의 혈류를 증가시켜 뇌 건강에 도움을 주며, 치매 예방에도 긍정적인 영향을 준다고 한다. 서울정형외과 손유리 전문의(2024.2.20.)의 글을 읽으면서 음식을 먹는다는 것의 중요성을 확실히 알 수 있었다.

음식을 충분히 씹고 맛을 느끼면서 주의 집중하면서 먹는 것, 이것이야말로 일상에서 쉽게 실천할 수 있는 치유이자 수행이다.

남방과 북방불교의 식사 수행

아주 오래전부터 남방불교에서는 수행자가 오전 10시경 마을로 내려가 탁발을 한다. 신도들에게 보시받은 음식을 가져와서 하루 한 끼를 먹는다. 오후에는 음식을 먹지 않는 '오후 불식' 전통을 지키고 있다. 오후에는 식사를 하지 않음으로써 위장을 비워 수행의 집중력을 높이고 수명 연장의 삶을 추구한다.

북방불교에서는 발우공양을 통해 단체로 함께 식사하며, 음식의 의미를 되새기는 수행의 예절을 실천한다. 공양 전에 낭송하는 게송에는 이런 구절이 있다:

"이 음식이 어디서 왔는가.
내 덕행으로 받기 부끄럽네.

마음의 온갖 욕심 버리고
몸을 치료하는 약으로 알아,
깨달음을 이루고자 공양을 받습니다."

수행자들은 음식에 탐심 없이, 감사와 수행의 마음으로 음식을 받아들인다. 이것은 먹는 행위를 수행으로 전환시키는 중요한 실천이다.

현대인의 식사와 치유

현대인은 정해진 시간 없이 음식을 먹거나, 감정에 이끌려 폭식하거나 거식하는 일이 잦다. 특히 노인 세대에게는 하루 세 끼를 기쁘고 감사한 마음으로 먹는 습관을 지키는 것만으로도 삶의 질이 향상될 수 있다. 한 끼 식사에도 마음을 챙기면 그 순간순간이 곧 기쁨이고 즐거운 일상이 된다.

먹기 명상으로 마음 챙김 실천

(1) 남방 수행자들은 아침과 점심, 그리고 오후 합하여 하루에 한 끼 식사 : 아침 9~10시 사이에 사찰에서 마을로 내려가

길거리에서 주는 음식을 받아서 사찰로 돌아와서 공양한다. 이 시간이 보통 09:00~11:00 사이가 된다. 수행자들은 마을로 내려갈 때 걷기 명상으로 한 줄로 서서 사람들이 나누어 주는 공양을 차례대로 받아서 사찰 경내로 다시 돌아와서 공양을 한다. 하루 1끼 식사를 하면서, 함께 모여서 수행을 한다.

(2) 북방불교인 우리나라 사찰에서는 대개 새벽 일찍 3~4시 사이에 일어나서 사찰 경내를 깨우는 도량석 할 때 치는 목탁, 그리고 사물(범종, 큰 북, 쇠로 만든 구름 모양의 운판, 나무에 구멍을 낸 둘고기 모양의 목어), 대웅전에 놓인 작은 범종 등을 차례로 울리고, 공양을 짓는 부엌에서 일하는 사람을 제외하고는 큰법당인 대웅전에서 모두 모여 아침 예불을 올린다.

예불을 마친 후, 각자가 맡은 곳에서 도량을 청소하고, 각자가 수행하던 방법에 따라 수행을 한다. 대체로 아침 공양은 6시에 먹는다. 아침 일찍 일어나 몸을 깨우는 수행과 부처님께 정성을 다해서 예불을 올린 후, 식사인 공양을 함으로써, 몸의 활력을 키워 수행하는 힘을 스스로 돕도록 음식을 고려해서 먹는다.

(3) 남방 수행자들은 오후 불식을 하고, 북방에서는 가볍게 저녁 공양을 한다. 이는 저녁 시간에 음식을 소화시키느라 숙면을 방해하는 것을 막기 위해서다.

(4) 일상을 살아가는 모든 이들도 음식을 제때에 먹는 습관

을, 그리고 저녁은 될 수 있으면 일찍 먹고, 야식을 피하면 위장의 소화 운동과 숙면을 돕기 위해서도 아주 좋다.

입의 구조 이해하기

우리 몸은 각자의 역할이 있다. 코는 들숨 날숨 호흡을 통해 생명을 유지하게 하며, 향을 맡는다. 혀는 단맛·신맛·짠맛·쓴맛 등 맛을 구분하여 알아차리게 하며, 어금니는 음식을 꼭꼭 씹는 역할을 하며, 앞니는 음식을 절단하는 기능이 있다. 입안의 침샘은 음식을 씹을 때 소화를 돕는 효소를 분비한다. 턱 안에 있는 턱샘, 귀밑의 귀샘, 혀뿌리의 혀샘이 있어서 입안을 건조하지 않게 한다.

음식을 먹을 때는 치아로 음식을 자르고 씹고 침샘에서 소화효소가 나오고, 음식을 분해하는 것까지 입에서 하는 역할을 지켜보아야 한다. 이 모든 과정을 의식적으로 알아차리고 지켜보는 것이 '먹기 마음 챙김'의 출발이다.

몸을 움직여서 열기로
호흡이 거칠어질 때 마음 챙김 명상

호흡에 주의 집중하는 수행의 시작은 꼭 명상센터에서 해야 할 필요는 없다. 명상센터나 템플스테이에 참여하는 이유 중의 하나는 혼자서 직접 체험하기 어렵고, 함께 수행하게 될 때 서로서로 도와주는 상생 효과가 있기 때문이다.

일반적으로 몸의 긴장을 풀기 위해 요가 동작이나 스트레칭, 또는 근력 운동, 빠른 걸음으로 걷거나 달리기, 음악에 맞추어 춤 동작 등 몸의 움직임을 통해서 몸의 온도를 1도 정도라도 올리면 몸에 열기가 나고, 호흡이 거칠어진다. 이 순간 매트에 누울 수 있다면 한 손을 가슴에 올리고, 다른 한 손은 복부에 올려서 호흡이 부풀고 꺼져가는 상태를 좀 더 쉽게, 생생하게 지켜보고 알아차릴 수가 있다.

오래전부터 내려오는 마음 챙김 절 명상

부처님 당시의 절 예법

불교 교단에 내려오는 또 하나의 대표적인 몸의 움직임을 지켜보고 알아차리는 마음 챙김 명상은 절이다. 2600여 년 전부터 붓다를 친견할 때 예의를 갖추는 절하는 동작은 초기 대승경전인 《금강반야바라밀경(金剛般若波羅蜜經)》에 잘 나타나 있다.

> "수보리가 대중 가운데 있다가 일어나 오른쪽 어깨에 가사를 벗어 메고, 오른쪽 무릎을 땅에 꿇어앉아 합장하며 공손하게 말씀을 여쭈었다."

위 내용에서 당시 상황을 유추할 수 있다. 붓다를 만나서 궁금한 사항을 여쭈어보고자 할 때, 양손은 가지런하게 가슴 앞에 합장하고, 오른쪽 무릎은 땅바닥에 붙이고, 왼쪽 무릎은 세워서, 고개를 살짝 숙이며 붓다의 얼굴을 바라본 다음, 일어나서 세 바퀴를 돌고 난 후, 다시 앉아서 천천히 궁금한 사항을 질문했다고 한다.

티베트 불교의 절 명상

척박한 환경에서 생활하는 티베트 불교인들은 오체투지 자세로 절 수행을 한다. 삼보일배로 잘 알려진 오체투지는 두 손을 합장한 채 두 무릎을 땅바닥에 완전하게 붙이고, 다리를 붙이고, 이마도 땅바닥에 붙이고, 몸과 두 손을 쭉 밀면서, 완전하게 엎드린 자세로 잠시 머물고, 다시 일어나 절을 한다. 현재 한국에서 행하고 있는 절보다는 두 배 정도 힘들게 하는 동작이다.

한국에서 행하는 절 명상

몸을 가지런하게 합장을 하고, 머리와 가슴을 살짝 숙이는 반 배를 먼저 시작한다. 이어서 큰절은 두 무릎을 땅바닥에 붙이고, 두 팔을 땅바닥에 붙이고, 이마를 땅에 대는 오체투지 절을 하고 있다. 우리나라에서 절 수행을 강조했던 분은 해인사 성철 종정스님(1992년 82세로 해인사에서 입적)이 대표적이다. 성철 스님을 친견하고자 한다면, 평균 14시간 이상 걸리는 3,000배 절 수행을 한 사람만 만나주었다는 일화가 내려오고 있다.

절 수행은 부처님을 공경 찬탄하고, 스승에게 그 예를 갖추는 의식이라고 할 수도 있지만, 짧은 시간에 몸의 근력을 기르면서 주의 집중을 하는 수행, 몸에 열기를 올리는 수행 중 하나로 볼 수 있다. 최근에는 절 동작을 운동의 하나로 보고 일반인들도 일상생활 속에서 실천하고 있다.

정뇌 호흡과 풀무 호흡

한편 몸을 움직여서 열기를 올리지 않고, 앉아서 호흡을 빠르게 3~4분 하는 정뇌 호흡(Kapalabhati)이 있다. 정뇌 호흡은 들숨은 천천히 들이쉬고, 날숨은 거칠고 빠르게 내쉬는 것을 반복하면서 호흡에 주의 집중하는 것이다.

또 다른 하나의 방법인 풀무 호흡(Bhastrika Pranayama)은 대장간에서 철을 담금질하여 녹이는 것처럼, 2~3분 동안 들숨과 날숨 모두를 빠르게 거칠게 하면서 호흡에 주의 집중하여 몸에 열기를 올리는 것이다.

제4장

건강한 뇌 관리와 치매 예방

뇌는 스스로를 치유한다

— 깊은 쉼, 명상, 그리고 뇌의 자정 능력에 대하여

"잠은 최고의 보약이다"라고 한다. 이 말은 단지 옛사람들의 비유가 아니다. 현대 의학과 뇌과학의 시선으로 보아도 깊은 수면은 인간의 몸과 정신을 회복시키는 가장 자연스러운 치유의 길이다.

우리 몸은 아주 정교하다. 심장은 24시간 멈추지 않고 펌프 운동을 통해 몸 전체로 피를 흐르게 하고, 폐도 호흡하면서 몸 전체에 산소를 공급하고, 이산화탄소를 배출한다. 다른 장기들도 마찬가지다. 쉴 새 없이 제 역할을 하는 장기들도 지치면 피로를 호소하기도 하고, 심해지면 병으로 나타나고 죽음의 원인이 되기도 한다. 우리 몸에 새로운 활력을 주고 제 기능을 발휘하게 하는 가장 좋은 것이 숙면이다. 모든 장기는 수면 중에 재조정되고, 뇌는 잠을 잘 때 그 어느 때보다도 활발하게 자신을 정화하고 회복한다.

우리가 잠들면, 뇌는 팽창 상태에서 서서히 수축하며, 뇌세포 사이에는 미세한 틈이 생긴다. 바로 이 틈으로 뇌척수액이 흐른다. 마치 새벽의 비가 먼지를 씻어내듯, 뇌척수액은 낮 동안 축적된 노폐물과 독소를 뇌 밖으로 흘려보낸다. 이 현상은 과학자들이 뇌의 '세척 시스템(glymphatic system)'이라 부르는 작용인데, 깊은 잠에 빠져들지 않고는 결코 작동하지 않는다고 한다. 결국, 밤에 숙면을 취한다는 것은 단순한 휴식이 아니라, 뇌가 스스로 정화할 수 있는 문을 여는 일이다.

호흡과 뇌파, 그리고 명상의 연결

하나의 사례로, 서울대 의대 가정의학과 강승완 교수와 요가 명상지도자 원정애 박사가 2012년 8월 1일 KBS 텔레비전 생방송 '무엇인가 물어보세요'에 출현하여 흥미로운 실험을 선보였다. 그들은 방청객들에게 약간의 호흡 명상을 시킨 후, 즉석에서 한 방청객을 나오게 하여 '심전도 측정 기기'로 '심장 박동 측정 검사'를 실시했다. 바로 그 자리에서 심장 박동 흐름을 표기한 그래프에 나타나는 수치를 지켜볼 수가 있었다.

심장 박동의 흐름이 뇌파의 박동과 동시에 연결된다는 것을 보여주는 실험은 흥미진진했다. 그 방청객은 초기에는 베타파(β)가 강하게 나타났다. 베타파는 긴장과 불안, 스트레스를 반영하는 뇌파다.

그러나 잠시 후, 그가 들숨과 날숨에 집중하고 마음이 안정되자, 뇌파는 알파파(α)로 변화했고, 이완과 집중의 상태가 측정되었다. 뇌는 즉각적으로 반응했다. 그리고 마침내 세타파(θ)와 델타파(δ)로 이어지는 더 깊은 평온의 흐름이 측정되었다.

한편 뇌파가 졸음을 느낄 정도로 피곤해질 때, 팽창한 상태의 뇌가 아니라, 서서히 쪼그라들면서 뇌가 휴식을 취하는 상태로 작아진다고 하는 것도 뇌과학자들에 의해 밝혀졌다.

이처럼, 의식적으로 호흡을 관찰하고 조절하는 행위는 곧 뇌의 상태를 변화시키는 일이다. 이는 단지 마음이 차분해지는 것에서 그치지 않는다. 뇌파가 조용해지고, 자율신경계의 균형이 맞춰지고, 심지어는 감정의 느낌조차 달라진다. 명상이 건강은 물론이고 삶의 질을 개선하고 행복지수를 높인다는 것도 알 수 있었다.

• **뇌파의 종류와 특징**

델타파(δ, 0~4Hz): 깊은 무의식, 숙면

세타파(θ, 4~8Hz): 직관, 창의적 몰입

알파파(α, 8~13Hz): 이완, 집중

베타파(β, 13~30Hz): 사고, 긴장, 불안

감마파(χ, 30~50Hz): 고차원 인식, 통찰

뇌파의 측정

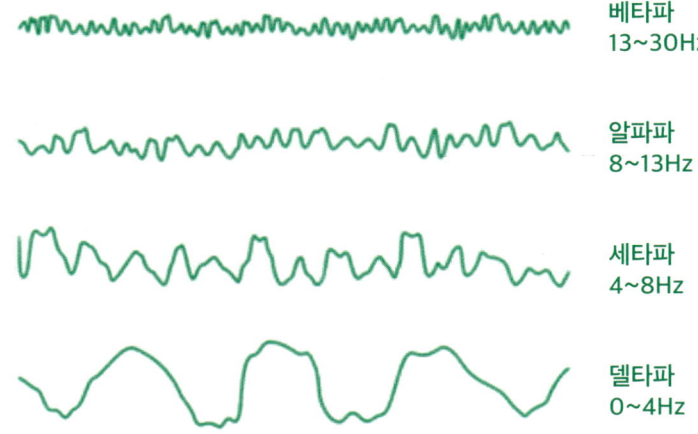

1초에 주기적으로 나타나는 베타파(깨어나 활동), 알파파(깨어 있되 평온함), 세타파(잠이 드는 초입 단계), 델타파(깊은 숙면 단계)

명상은 뇌의 구조 자체를 바꾼다

명상은 단순한 정서적 위로가 아니다. 뇌과학은 이미 여러 실험을 통해 명상이 뇌의 구조와 기능을 변화시킨다는 것을 증명했다. 특히 뇌의 전두엽, 대뇌피질, 해마 등 고차원의 인지 능력과 관련된 영역의 활성도가 명상 후 뚜렷하게 증가한다는 것을 실험을 통해 보여주었다. 이는 곧 명상이 기억력 향상, 감정 조절력의 상승, 스트레스 저항력을 증가시킨다는 결론을 도출할 수 있다.

한편 이 모든 과정에서 핵심적으로 작용하는 것이 신경전달물질이라는 것도 알 수 있었다. 대표적인 것이 바로 세로토닌(serotonin)이다. 흔히 '행복 호르몬'이라 불리는 이 물질은 기분을 밝게 하고 우울감에서 벗어나게 해주는 역할을 한다. 그런데 이 세로토닌의 90% 이상이 뇌가 아닌, 대장과 소장 등 장기에서 생성된다는 사실은 매우 의미심장하다. 마음을 다스리는 데 있어 '복부의 이완'과 '장기의 건강'이 왜 중요한지를 뒷받침해 주기 때문이다.

또한 우리 몸에는 자율신경계가 있는데, 생존을 위해 빠르게 흥분하여 위기의식을 알려주고, 빠른 동작을 취하기 위해서 흥분을 빠르게 일으키는 교감신경계가 있다. 긴장이나 흥분하면

심장 박동이 빨리 뛰고, 혈압이 머리까지 올라가고 호흡이 거칠게 나타나는 것이 교감신경계다. 이와 반대로 몸을 편안하게 안정되게 하는 부교감신경계는 소장·대장 등 배 아래 쪽에 많이 분포되어 있다.

여기서 호흡 명상이 마음을 편안하게 하고 마음을 진정시키는 부교감신경계의 활동을 도와주는 활동을 한다. 들숨 날숨 호흡을 천천히 크게 하고 주의 집중하다 보면, 폐에 충분하게 공기를 들이마시면, 횡격막이 배 아래로 내려가면서, 대장·소장 장기를 움직이는 마사지 활동을 하면서, 아랫배가 볼록하게 되고, 꺼져가는 행동을 계속하게 된다. 마치 어린아이가 자기 자신도 모르지 숨을 크게 쉬는 복식 호흡과 같다.

우리가 폐를 충분히 팽창하고 수축하는 호흡 명상 과정에 주의 집중을 하면, 세로토닌이라는 신경 물질이 동시에 생성되어 뇌로 올라가고, 호흡에 주의 집중하면, 마음이 방황하지 않고 고요하고 평온함을 동시에 느끼는 근거가 된다.

폐에 호흡을 가득 넣을 때 배가 일어나는 모습

명상 중 행하는 복식 호흡은 횡격막을 아래로 눌러 배 아래 장기를 마사지한다. 이는 단순한 호흡운동이 아니라, 신체 내부에서 세로토닌이 생성되고, 다시 뇌로 전달되는 하나의 '내면 순환'이다. 깊은 호흡은 곧 기쁨을 유도하는 명상이다.

자율신경계와 멜라토닌의 비밀

인간의 신경계는 생존을 위한 '교감신경'과 안정과 회복을 위한 '부교감신경'으로 나뉜다. 빠르게 반응하고 흥분하는 쪽은 교감신경계지만, 몸을 치유하고 정화하는 힘은 부교감신경계에 있다. 복식 호흡은 이 부교감신경계를 활성화시켜 몸을 편안한 상태로 이끈다. 뇌의 긴장이 줄고, 심박은 안정되며, 수면에 들어갈 준비가 시작된다.

깊은 숙면을 돕고, 뇌를 평안하게 하는 신경 물질은 멜라토닌(melatonin)이다. 멜라토닌은 수면 유도 호르몬이라고도 할 수 있는데, 이 호르몬은 뇌 속 솔방울샘에서 분비되며, 빛의 자극에 민감하다. 해가 진 뒤 어둠 속에서야 분비되기 시작해, 밤 10시부터 급격히 증가하고, 새벽 3시에 절정을 이루며 깊은 잠에 들게 한다. 이때 제대로 어둠을 경험하지 못하면 멜라토닌의 분비는 억제되고, 뇌는 진정한 회복의 기회를 잃는다. 다음날 아침 해가 떠서 빛이 들어오면 멜라토닌 호르몬의 분비가 억제된다고 한다. 일설에 우유를 열처리하면 멜라토닌 효과가 커진다는 말,

따뜻한 우유를 마시고 자면 잠이 잘 온다는 말도 있지만 그 효과는 미미한 것으로 밝혀졌다.

이와 같이 우리의 뇌는 다양한 방법으로 스스로 뇌를 건강하게 하거나 자생의 힘으로 관리할 수 있는 점에 주목할 필요가 있다.

젊은 뇌는 통통하고, 늙은 뇌는 쪼그라든다

뇌는 시간이 흐르며 자연스럽게 노화된다. 젊은 뇌는 회백질이 풍부하고 탄력이 있어 팽팽하며, 유연하다. 뇌세포 또한 많이 발견된다. 그러나 노화된 뇌는 위축되고 탄력이 줄어들며, 연결성이 느려진다. 하지만 이 변화는 반드시 퇴보만을 의미하지 않는다. 숙면, 깊은 쉼, 의식적인 호흡, 꾸준한 명상은 뇌세포 간의 연결을 유지하고, 심지어 새로운 회로를 만드는 신경가소성(neuroplasticity)의 문을 연다.

깊은 숙면을 위한
마음 챙김 명상

뇌를 청소하는 잠, 그리고 명상의 힘

잠은 최고의 보약이라고 한다. 실제로 깊은 숙면은 단순한 휴식이 아니다. 뇌가 스스로를 정화하는 아주 중요한 시간이다. 우리 뇌는 하루에도 수없이 많은 정보를 받아들이고 있다. 따라서 뇌에 축적된 노폐물도 많다. 이러한 불필요한 정보, 정서적 찌꺼기들이 잠을 자는 동안 걸러지고 씻겨 나간다. 깊은 숙면은 뇌에 축적된 쓰레기를 청소하고 뇌의 자정 능력을 회복할 수 있도록 돕는다.

뇌는 신체의 중심 제어실이라 할 수 있다. 정신과 육체 활동을 다 관장하고 있기에 육체적으로 과도한 움직임, 정신적으로 과잉 활동은 뇌를 쉽게 각성시켜 예민한 반응을 보이게 된다. 신체의 이완을 위한 휴식이나 숙면을 방해하게 되면서 다음 날까지 피로가 이어지고, 만성 피로의 원인이 되어 삶의 질이 떨어지는 것이다.

잠 못 이루는 시대, 잠 못 드는 마음

현대인은 잠 못 이루는 시대에 살고 있다. 현대는 변화의 흐름을 따라갈 수 없을 정도로 초스피드시대다. 빠르게 변화하는 정보화시대는 우리를 끊임없이 깨어 있게 만든다.

스마트폰을 손에 쥐고 살면서 변화 속도에 적응하지 못하면 불안해진다. 그 불안은 또 수면을 방해한다. 잠을 못 자며 받는 스트레스는 예나 지금이나 사람을 고통스럽게 한다.

인간이 살아가면서 받는 여러 가지 고통 중에서 특히 잠을 못 자며 받는 스트레스는 목숨을 위협할 정도로 심각한 문제다. 붓다는 《법구경(法句經, 담마파다)》에서 다음과 같이 말씀하셨다.

"잠 못 드는 이에게 밤은 길고, 피곤한 나그네에게 길이 멀 듯이, 진리를 모르는 어리석은 사람에게 생사의 밤길은 길고도 멀어라."

—《법구경》 제60게송

붓다 당시와 오늘날은 비교할 수 없을 정도로 다르다. 사회 변화의 빠른 속도에 발맞추기 위해 사람들의 일상 또한 빠르게 변화한다. 하고자 하는 일의 속도를 맞추기 위해서 분주하다. 변화하고 발전하고 있는 사회에 적응하기 위해서 잠시도 마음의 쉼이나 여유를 갖지 못한다.

매장에서 키오스크 계산대 앞에서 주눅이 든 어르신들을 자주 만날 수 있는데, IT 활용 능력 부족으로 망설임과 두려움을 가진 사람들은 노년층뿐만 아니다. 젊은 직장인들도 스트레스를 받는 것은 마찬가지다. 직장인은 업무 스트레스로, 무직자는 취업 스트레스로 불면의 밤을 보낸다. 이로 인해 삶의 질이 낮아지고, 정신적 고통과 스트레스는 불안 우울 현상과 치매로 나타나곤 한다.

불면이 부른 병, 약이 불러온 위험

현대 의학은 잠의 중요성과 수면 장애의 위험성에 대해 경고하고 있다. 《미국 의사협회 내과학 저널(JAMA Internal Medicine)》에 발표된 연구[*]의 다음과 같은 내용은 경각심을 불러일으킨다.

---

[*] "American Academy of Medicine, "Five Things physicians and patients Should Question", Choosing Wisely, last modified December 21, 2021.

"처방전 없이 구입할 수 있는 감기약, 진통제, 수면 보조제를 규칙적으로 복용할 경우 졸음을 유발할 약이 치매 위험을 상당히 높일 수 있다는 사실을 발견했다."

이런 수면 보조제는 뇌를 가짜 수면[假睡] 상태에 빠뜨려 뇌의 노폐물 배출 기능을 제대로 수행하지 못하게 만든다고 한다. 이런 약물의 장기 복용이 치매 위험을 높이는 것은 당연한 일이다.

이 연구에 참여한 Marc Milstein은 거듭 강조했다.

"뇌가 진짜 숙면에 들지 못하면 뇌에 쌓인 독소는 제거되지 않는다. 가짜수면 상태는 단지 눈을 감고 있는 것일 뿐이다."*

뇌과학자들이 명상에 주목하고 있는 것도 이러한 점 때문이다. 명상은 가수면 상태가 아닌 숙면보다 더 깊은 이완을 가져다준다. 명상은 단순한 잠, 휴식에서 더 나아가 안식과 평온을 준다. 들이쉬고 내쉬는 호흡에 집중하면 흥분된 신경계는 자연스럽게 진정되고, 자율신경의 균형이 회복된다.

---

* Marc Milstein, 《The AGE-PROOF BRAIN》, 2022. p.121.

깊은 잠은 억지로 오는 것이 아니다. 몸과 마음이 깊이 이완될 때, 잠은 조용히 다가와 우리를 안아준다.

몸 스캔, 약물 없이 숙면하는 마음 챙김 명상

내장의 장기(internal organs) 챙겨 숙면하기

현대인들은 구조적으로 불면증에 시달릴 수밖에 없는 상황이다. 약물 없이 숙면에 들어가는 방법에 대해 묻는다면 명상에서 답을 찾을 수 있다. 그에 대한 답을 붓다는 이미 2600년 전에 우리에게 주셨다.

위빠사나 소의경전인 《대념처경(Mahā Satipaṭṭhāna Sutta)》에서 붓다는 인간 존재의 본질을 있는 그대로 알아차리는 수행, 즉 위빠사나 수행의 핵심 과정에서 몸속의 장기를 하나하나 지켜보는 마음 챙김 명상을 강조했다.

먼저 들숨 날숨 호흡을 챙기며, 마음의 고요와 평온을 순간순간 유지하면서 자기 자신의 내면에 떠도는 욕망, 분노와 스트레스, 우울한 생각들을 흘려보내고 온전하게 지금의 마음 상태에 머물 수 있도록 몸속에 있는 장기들을 하나씩 하나씩 마음으로 챙기는 것이다.

비록 자기의 존재가 끊임없이 변화하는 무상(無常)한 존재이며, '나'라고 할 수 있는 고정된 실체가 없다는 무아(無我)의 존재임을 알아차렸다고 하더라도, 그저 머리로 아는 것에 그쳐선 안 된다. 끊임없이 일어나는 생각을 내려놓는 마음 챙김을 체득해야 한다.

한편 이때의 마음 챙김은 자기의 신체가 비록 깨끗하지 못하고 더러운 부분이 있다고 하더라도 그 장기들이 있기에 자기 자신이 존재하고 있으므로, 그것을 낱낱이 자애롭게 바라봐야 한다. 자기를 있는 그대로 지켜보는 이 수행이야말로 진정한 놓아 버림이자 치유의 시작이다.

이렇게 마음과 몸을 함께 챙기면서 스스로를 돌보다 보면, 방황하는 부정적인 생각은 사라지고, 몸과 마음은 점차 이완되면서 깊은 고요한 상태로 머물 수 있게 한다.

몸속의 장기들에 대한 마음 챙김 스캔 방법

이 생각 저 생각을 내려놓을 수 있는 몸속의 장기들에 대한 마음 챙김 스캔의 방법은 아래와 같은 방법으로 시작한다. 편안하게 잠자리에 눕는다. 들숨 날숨 호흡에 주의를 기울인다.

"수행자는 몸에서 몸을 관찰하되, 발바닥에서부터 위로 올라가며, 머리털에서부터 아래로 내려간다. 이 몸은 피부로 둘러싸여 있고, 여러 가지 더러운 부정한 것으로 가득함을 비추어 알아차린다. 또 이 몸에는 머리털·몸털·손발톱·이빨·살갗·살·힘줄·뼈·골수·신장·심장·간·지라(비장)·근막(근육을 지지하는 근육)·폐·큰창자·작은창자·위·똥·쓸개·피·땀·침·오줌 등을 차례차례 지켜보고 주의를 집중한다."

위와 같은 《대념처경》의 내용대로 몇 차례 반복하여 자기 몸 속을 있는 그대로 스캔을 한다. 어떤 장기나 신체 부위에 이상이 있으면 통증이나 불편함을 느낄 수도 있다. 그럴 때 그 부위에 잠시 머물러 따뜻한 마음으로 챙겨준다.

우리는 순간순간 판단하고 마음에 들지 않으면 시시비비를 가리며 비판한다. 명상은 그것을 놓는 연습이다. 비판하지 않고, 변화시키려 하지 않으며, 그저 있는 그대로 받아들이는 것이다. 그 순간, 몸은 서서히 이완되고, 마음은 고요해진다.

몸 스캔으로 심신을 이완하여 깊은 숙면으로

명상은 오만 가지 생각을 놓아주는 시간이다. 하루를 돌이

켜보면 이리저리 방황하는 생각들로 꽉 차 있다. 즉 하고자 하는 생각, 이루지 못한 것에 대한 미련, 다른 이의 행동이 자신에 대한 방해라 생각하며 일으키는 분노, 할 수 없는 것을 꼭 하고야 말겠다는 어리석은 생각들, 지나가 버린 과거에 대한 아쉬움과 후회, 앞으로 다가오지도 않는 것에 대한 불안한 것들 등등 끊임없이 일어나는 숱한 생각들로 범벅이 되어 있다.

일찍이 불교에서는 이러한 생각들을 번뇌(kileśa)라고 칭하며, 가장 원초적 요소인 삼독심(三毒心: 사람의 착한 마음을 해치는 세 가지 번뇌. 탐내고, 화내고, 어리석은 마음)이 적게는 108번뇌, 많게는 84,000 번뇌를 일으킨다고 보았다. 이러한 생각들을 합하여 우리는 50,000가지 생각들이 일어난다고 한다. 오만가지 생각을 일으키기에, 긴장으로 초조 불안, 우울로 나아가게 되는 것이다. 그래서 불교에서는 이 생각들을 내려놓으라고 강조한다. 특히 중국 선문(禪門)에 관련되어 내려오는 지침이 많다.

"마음을 비워라. 마음을 내려놓아라."
"방하착(放下著)하라, 조고각하(照顧脚下: 발아래를 살펴라)."
— 《선림류취(禪林類聚)》 권20

붓다의 가르침은 멀리 있지 않고 지금 바로 여기에 있음을 강조하는 말씀이다. 몸 스캔은 바로 지금 이 자리에 생생하게 존재하는 것을 깨닫는 실천의 출발점이라고 할 수 있다.

현대 과학이 밝힌 몸 스캔의 효과

존 카밧진(Jon Kabat-Zinn)이 창안한 MBSR(Mindfulness-Based Stress Reduction) 프로그램은 몸 스캔을 가장 핵심적인 수행으로 삼고 있다. 존 카밧진은 마음 챙김에 의한 스트레스 감소 프로그램 활동 중 몸 스캔(Body Scan) 수행에 대해 다음과 같이 역설했다.

> "자기의 신체를 볼품없고 매력 없는 혐오의 대상으로 생각했었다면, 당신의 신체에 대해 있는 그대로의 경험에 주의를 가지고 바라보면 신체에 대해서 이런저런 잘못된 생각에서 벗어나 자기의 신체나 자기 자신에 대한 관점이 완전히 달라질 수 있다."[*]

미국 매사추세츠(Massachusetts) 병원의 8주간의 '스트레스 감소 통합 치유 명상 프로그램'에서도 첫 2주 동안 몸과 마음을 이

---

[*] 존 카밧진, MBSR, 1990, p.77.

완시키기 위해 몸 스캔을 활용하고 있다. 몸 스캔은 마음 챙김 명상에서 핵심 수행법으로 떠오르고 있다.

필자도 화승사에서 70대 이상 여성 불자들을 대상으로 한 적이 있고, 사당동 노인 종합 복지관에서 10년 동안 행복한 명상 프로그램을 진행할 때 몸 스캔을 직접 지도한 적이 있다.

1회 몸 스캔은 15~20분 동안 짧은 명상에도 불구하고 2~30% 정도는 금세 코를 골고 잠에 들었고, 나머지 참여자들도 "마치 깊은 숙면을 한 것처럼, 몸과 마음이 가볍고 경쾌하다"라고 응답했다.

몸과 마음을 이완시키는 강력한 기술

몸 스캔은 단순한 휴식이 아니다. 신체와의 접촉을 재정립하기 위해 사용하는 매우 강력한 치유 명상 수행 중 한 가지다. 또한 주의 집중력과 유연한 마음을 동시에 개발시켜 주는 데도 대단히 큰 효과가 있다. 우리 몸은 이미 우리를 안으로 이끄는 길을 알고 있다. 마음을 잠시 멈추고, 숨을 들이쉬며 몸 스캔을 하면 몸속 깊은 곳에서부터 나를 다시 바라보는 것이다. 그때, 가장 평화로운 잠은 저절로 찾아온다.

깊은 숙면을 위한 몸 스캔 명상과 집중 수행

수행 시작 전 주의 사항

수행 시작 전에 간단한 준비가 필요하다. 수행 직전에 음식은 되도록 먹지 않는다. 간식과 식사 후 최소한 1~2시간 정도 지난 다음에 시행하는 것이 좋다. 몸 스캔을 시작할 때는 최소한 2~5분 정도 여유를 가지고 몸을 이완시키는 시간이 필요하다. 마치 운동 전에 준비 운동을 하듯, 몸과 마음을 부드럽게 수행 상태로 이끌어 준다.

- 먼저 두 손바닥을 마주 비빈다. 두 손바닥을 힘 있게 비벼서 어느 정도 따뜻한 열기를 일으킨다.

- 그다음 따뜻한 손바닥을 양 눈 위에 살며시 얹어보자. 손바닥의 따뜻함을 느끼면서, 눈동자를 위로 아래로, 좌로 우로 움직이고, 360도 돌리면서 눈의 긴장과 피로를 풀어준다.

- 다시 두 손바닥을 비벼서 따뜻해지면 이마와 얼굴, 머리 위로 살며시 마사지하고, 두 귀를 약간 당겨주고, 목과 목덜미도 가볍게 문지르며 마사지해 준다. 이때 몸의 감각을 느끼며, 차분하게 호흡한다.

두 손바닥을 오목하게 하여서 양쪽 가슴과 겨드랑이, 복부,

다리 등 전신을 가볍게 두드려 준다. 특히 겨드랑이 부분을 두드려 림프와 기혈의 흐름을 자극한다. 복부와 허리 부분도 가볍게 문지르고, 두 다리 부분도 토닥토닥 두드려서, 양다리의 긴장하거나 뭉쳐진 부분을 풀어준다. 이런 가벼운 마사지는 몸의 뭉침을 풀고, 스스로를 따뜻하게 돌보는 자애로운 행위가 된다.

바르게 누워서 수행 자세 만들기

이제 바닥에 등을 대고 편안히 눕는다. 서서히 허리를 바닥에 붙이고, 두 다리를 쭉 곧게 뻗는다. 발목과 발가락을 가볍게 풀어주고, 양팔은 양 옆구리 부위에 자연스럽게 붙이고, 두 손바닥은 천장을 향하게 한다. 최대한 편안한 자세를 취한 채 들숨 날숨 깊은 호흡을 자연스럽게 몇 차례 계속한다. 내면의 고요함을 향해 마음을 가라앉힌다.

몸 스캔 수행

서서히 몸의 한 부위씩 천천히 주의를 기울이며 스캔해 간다. 몸의 가장 아래인 왼발 또는 오른발을 선택해서 발뒤꿈치, 발바닥, 발가락(엄지, 검지, 중지, 약지, 새끼발가락)에 주의를 집중해서 머물러 지켜본다. 서서히 발등, 발목, 종아리, 무릎, 허벅지, 엉덩이, 골반 등을 주의 집중하며 챙겨본다. 들숨 날숨 호흡을 계속 이어가면서 최대한 편안하게 누워 있다고 마음속으로 읊조리면서 허리, 어깨, 목, 얼굴, 머리까지 차례대로 천천히 감각에 주의를 집중하면서 관찰한다.

몸 스캔을 하는 동안 외부의 소리, 냄새, 다음속 생각이 떠올라 스캔에 주의를 놓칠 수도 있다. 귀로 들리는 소리나 코로 냄새나는 것이거나, 일어나는 생각이 있다면, 가볍게 알아차리고 '지금은 몸 스캔 중'이라는 것을 상기하면서 그것에 끌려가지 않고, 몸 스캔 하던 것에 다시 집중한다. 계속 이어서 주의를 기울이며 챙겨간다.

복부, 옆구리, 신장, 아래로 내려와 대장, 소장, 십이지장, 위, 간, 폐, 심장 등에 주의를 기울이며, '그간 고생했어. 수고했어'라는 자애로운 마음으로 그 부위를 챙겨주면서 지켜보고 바라본다.

가슴에 이어서 목으로, 어깨 부분으로, 양팔로 팔목, 손목, 손등, 손가락 엄지, 검지, 중지, 약지, 새끼손가락에 주의를 기울이며 감각이나 느낌이 일어나면 그것을 긍정적으로 챙겨주고 지켜본다. 목을 지나 얼굴로 이어가면서, 입술, 혀, 이빨, 입천장, 목구멍을 지켜보고, 들숨 날숨하고 있는 코끝에 와닿는 숨의 감각, 들어올 때 시원함과 나갈 때 따뜻함을 주의 집중해서 지켜보고 챙겨본다.

　귀의 밖과 안의 부분 부분의 감각을 챙겨보고, 두 눈으로 돌아와서 감고 있는 두 눈의 안과 밖을 챙겨보고, 눈썹과 이마, 전전두엽 부분에서 머리 윗부분 정수리까지 천천히 지켜보고 챙겨본다. 최대한 몸의 감각이 느껴지는 한 부분 한 부분을 지켜보고 챙겨준다.

　이어서 역 순서로, 정수리 부분에서 발바닥까지 호흡을 깊고 가볍게 이어가면서, 천천히 한 부분 한 부분에 주의를 갖고서 감각이 느껴지고 일어나는 부분은 조금 더 머물러 지켜보면서 챙겨준다.

　호흡을 이어가면서 몸 전체 부분 부분에 대해서 스캔을 하다 보면, 몸과 마음이 이완되고, 뇌에는 긴장이나 불안에서 나타나던 베타파 등이 변하면서, 주의 집중으로 일어나는 마음의 고요함에서 일어나는 알파파로, 점차 알파파에서 숙면으로 이어지는 세타파의 상태로 유지되면서, 깊은 숙면으로, 꿈이 없는 것까지로 연결되어 가볍고 상쾌한 단잠으로 나아가게 된다.

숫자를 세거나 108염주를 굴리면서 집중하기

　- 지금까지 하던 일이나 잡념을 통제하기 위해서 주변을 정

리하고, 가벼운 운동이나 따뜻한 물에 목욕이나 샤워를 한다. 그리고 들숨 날숨 호흡을 깊고 넓게 충분하게 챙기면서 잠자리로 나아간다.

깊은 숙면으로 유도하기 위한 주의 집중법 중 하나는 숫자를 역순으로 세 보는 것이다. 100에서 역순으로 한 숫자를 빼면서 99, 98, 97 그리고 깊은 호흡으로, 서두름이나 긴장 없이, 96, 95, 94, 93으로 역순의 숫자에 주의를 기울이며 천천히 복부가 일어나고 꺼짐을 알아차리면서 센다. 그리고 또다시 92, 91, 90, 89, 88, 87, 86, 85의 숫자에만 주의를 기울이며 호흡과 함께 숫자를 센다.

이 상태는 오직 자기 자신만이 알아차리고 지켜볼 수 있는 것이다. 호흡과 함께 숫자에 주의를 기울인다. 소리가 들리거나, 불빛이 들어와서 다른 생각이 떠오르면 '나는 지금 푹 쉬며 깊은 잠을 청하는 숙면을 하고 있다'라고 생각하면서 다시 숫자 세기로 돌아간다. 위와 같이 84, 83, 82, 81, 80의 숫자를 계속 세어간다.

5, 4, 3, 2, 1, 0까지 숫자를 셌는데도 잠이 오지 않으면, 다시 100의 숫자로 올라가서 복부가 일어나고 꺼짐을 알아차리면서 역순으로 다시 내려간다.

복부가 일어나고 꺼지는 것을 알아차리는 것 또한 자율신경 중 흥분이나 긴장을 내려놓는 부교감신경을 활성화하는 데 도움을 준다.

염주 수행과 만트라 주의 집중 수행

108염주 수행도 깊은 숙면에 도움이 된다. 108염주를 손에 잡고, "나무아미타불, 또는 관세음보살, 옴 마니 반메 훔" 등 진언을 마음속으로 반복해서 읊조린다. 염주 알을 하나씩 굴리면서 진언 소리에, 염주를 돌리는 손가락에 주의를 집중한다. 그 사이사이 떠도는 생각이 일어나면, 다시 마음을 바로잡고 계속해서 염주를 굴리면서 나아간다. 이러한 주의 집중 상태가 이루어지면 마음은 고요하게 되고, 충분하게 이완되어서 편안하게 숙면으로 나아가게 된다.

향기 명상, 아로마 테라피

아로마 테라피는 수행 전이나 잠자리에 들기 전에 활용할 수 있는 보조적 방법이다. 예로부터 공해가 없는 지역에서 자연산 나뭇잎이나 풀에서 채취한 향수를 손이나 몸에 가볍게 뿌려서 향을 들이마시며 잠시 머리를 맑게 하고 감정을 가라앉히곤 했다. 아로마 오일을 활용하는 아로마 치유 방법도 마음 치유와 주의 집중에 도움을 받을 수 있다. 일상의 메마른 감정이나 우울한 마음 상태를 잠시 지금의 이 순간에 쉼을 줄 수 있는 마음 챙김도 하나의 방법이 된다.

이 방식은 아직 의학적인 치료로 인정받은 상황은 아니지만, 의학 치료의 보조적 수단이나 건강 증진 수단으로 활용, 스트레스와 우울함을 완화하는 데 긍정적인 영향을 준다는 평가를 받고 있다.

만다라 그림 치유, 감정 정화의 예술

만다라 그림 치유는 티베트 불교에서 널리 전해 내려오는 전통 수행의 한 방법이다. 종이 위나 모래가 놓여 있는 땅에 불상이나 큰 원 안에 작은 문양과 색을 정성껏 그리는 작업을 통해 마음의 안정을 도모한다.

만다라의 원은 우주를 상징한다. 모래땅에 만다라를 그리는 것은 더욱 특별한 수행이다. 모래 만다라는 오랜 시간 혼자 또는 몇 사람이 함께 손으로 정성을 다해 여러 날 만다라 작업을 한다. 작업 과정이 수행이다. 모래 만다라의 완성은 마지막 작업에 있다. 완성된 만다라를 한순간에 허물어서 지우는 작업이다. 이 작업을 통해 무상(無常), 고(苦), 무아(無我)를 처득하는 수행이다.

한편 만다라 그림 치유의 특징이라면, 자기 자신이 그날의 마음에 떠오르는 대로 큰 원에서 작은 원의 문양으로, 또는 자신이 그날에 그리고 싶은 색을 크레파스나 물감을 골라서 한 종이 위에 펼쳐 그린다는 점에 있다.

오래전 칼 융이 말하길, 우울로 인한 공황장애가 왔을 때, 자신도 모르게 자신이 그리고 싶은 원을 가만히 정성 다해서 매일 그리면서, 깊은 잠을 잘 수 있었고, 그 덕분에 마음의 고요함을 가져옴으로써 불안 속에서 일어나는 공황장애들을 극복할 수 있었다고 한다. 그 후 이러한 것이 티베트에서 전해 내려오고 있던 전통 수행법임을 확인하고 만다라 그림 치유로 널리 알려진 계기가 되었다.

한편 칼 융은 자신뿐만 아니라, 독일의 유명 작가 헤르만 헤세와 친교를 가지면서, 그가 글을 쓰던 중 우울과 공황장애로 괴로워하는 것을 알았다. 그에게 만다라 그림 치유를 적극적으로 권하여, 마침내 헤르만 헤세가 《싯다르타》라는 유명한 소설을 완성할 수 있었다는 것은 매우 유명한 일화다.

만다라 그림 치유는 불안이나 우울감이 일어날 때, 매일 아침 단 1분씩이라도 동그라미를 그려보는 데서 출발한다. 그 간단하고도 단순한 행위가 깊은 치유의 시간이 될 수 있다. 동그라미를 그리고 색을 칠하면서 고요한 평온을 느끼게 된다면, 그 작은 깨어 있음이 축적되어 늘 마음을 평화롭게 해주고, 순간순간의 일상이 깨어 있는 삶이 될 것이다.

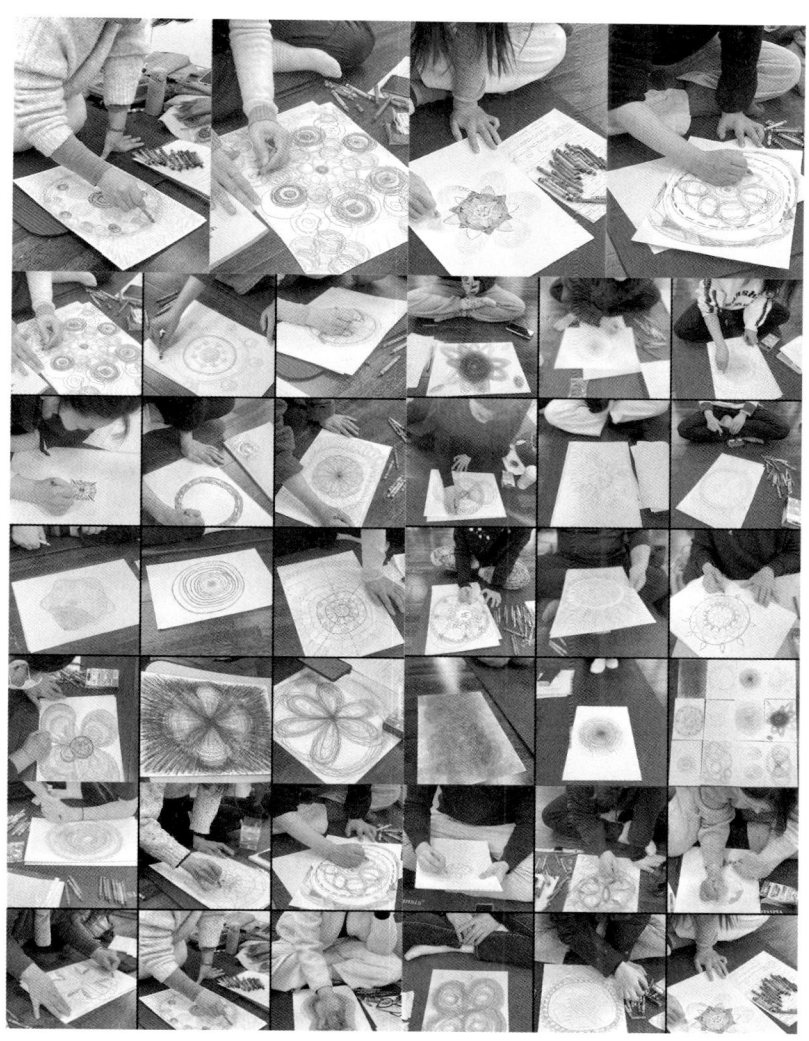

만다라 그림 치유 명상

긍정적 마음 자세 챙김과 훌륭한 습관 만들기
— 오늘 하루 기쁘고 보람되었던 일 찾아보기

　우리는 날마다 아침에 일어나서 저녁 잠자리에 들기까지 정말 많은 일을 한다. 일어나서 잠자리를 정돈하고, 얼굴을 씻고, 밥을 먹고, 그날 해야 할 일을 생각하고 행동한다. 일상에서 매일 행하는 아주 작은 일이라고 할지라도 순간순간 여러 가지 생각과 행동을 하면서 하루를 보낸다. 하지만, 때때로 습관적으로, 무의식적으로, 그냥 행하는 행동을 하는 경우가 많다. 그러다 보니 자신이 하는 일에 대해 마음을 챙겨보지 못하면서 살아간다는 사람이 많은 것이다.

　그뿐만 아니라 하루의 시작부터 부정적으로 시작하는 이들이 있다. 아침부터 짜증을 내고 자신을 미워하거나, 다른 이들을 원망하는 마음을 먼저 낸다면 "시작이 반이다"라고 하는 속담처럼 활기찬 하루를 보내기가 어렵다.

　오늘을 마무리할 때, 기쁘고 보람되었던 일들을 챙겨보자. 아무 일도 없었던 것 같지만, 틀림없이 여러 가지를 챙겨볼 수 있을 것이다. 또한 오늘 하지 못했던 일도 찾아보면 내일 또 해야 할 일들도 많을 것이다.

　붓다의 기본 수행 가르침으로 팔정도가 있는데, 맨 처음이 바르게 보는 정견(sammā diṭṭhi, 正見)이다. 즉 바른 견해가 가장 중요한 것이다. 그다음에 정사유(sammā saṅkappa, 正思惟) 즉 바른 의도를 강조한다. 바른 의도는 자기 자신만을 위한 생각이 아닌, 욕심을 갖지 않고 다른 이에게 이익을 주는 것, 다른 이를 해치지 않는 의도를 가진다면 바른 사유다.

오늘 하루 순간순간의 행동이 의도하던 생각이나 행동이 자기만을 위한 욕심을 갖지 않았고, 다른 이에게 이익을 주고자 하는 의도나 행동이었으며, 다른 이를 해치지 않을 의도로 행동했다면 오늘 즐겁고 보람된 일로 챙길 수 있다. 아침부터 저녁 잠자리에 드는 이 순간까지 했던 일 가운데 많은 것을 찾아볼 수 있고, '아! 그래 오늘도 보람 있게 지냈구나!'라고 생각할 수 있다.

오늘 한 일 중 가장 즐거웠던 일을 2~3개 기억하거나 달력 등에 기록하고, 오늘 미처 하지 못한 일을 챙겨서 내일 해야 할 일에 대해서 기대의 기쁨으로 남겨 놓아둔다면 나날이 즐겁고 행복할 수 있는 마음 챙김 명상을 지속할 수 있을 것이다.

나를 버릴 때 참 자기로 돌아가는 마음 챙김

참 자기를 찾는 길은 자기 자신을 내려놓을 때 가능하다. 초기 붓다의 가르침이 담겨 있는 위빠사나 주요경전인 《대념처경》

에서 보았듯이, 우리는 수행을 붓다께서 일깨워 주신 만들어지고 생겨난 모든 존재는 끊임없이 변한다는 무상[諸行無常]한 존재임을 깨닫게 되었다. 또한 모든 것은 변하고 영원하지 않기 때문에 고통[一切皆苦]이 있음을 알게 되었다. 좀 더 깊게 내면을 있는 그대로 통찰하여 볼 때, 나라고 할 수 있는 존재가 없다[諸法無我]는 진리도 알게 되었다.

붓다께서는 모든 존재가 원자로 구성되어 있다고 하는 등 현대 과학적 상식으로 통하는 법칙을 2600년 전에 이미 가르쳐 주셨다.

특히 자비행을 가르치는 대승불교 경전인 《금강반야바라밀경(金剛般若波羅蜜經)》에서는 반야의 공 사상을 실천하도록 가르치셨다. "설령 다른 이에게 아무리 좋은 선행을 하였다고 하더라도, '아상(我相)·인상(人相)·중생상(衆生相)·수자상(壽者相)'을 갖고 있다면 선한 공덕이 없다"라고 하면서 상을 갖지 않기를 강조했다.

자기 자신이 그런 일을 하였기에 그만한 보답을 당연하게 바라고 있다면 마음에 걸림이 남아 있는 것이다. 내가 했다고 하는 그 생각을 갖지 않을 때, 즉 아상(我相)이 없는 무아상(無我相)일 때, 진실한 자비행이라 말씀하신 것이다. 다시 말해 순간순간 방황하는 마음에 휘둘리지 않는 평온하고 고요한 이완된 마음 상태를 가져야 한다.

그래서 뒤이어 "과거심불가득(過去心不可得), 현재심불가득(現在心不可得), 미래심불가득(未來心不可得)", "과거에 행한 마음도, 현재에 행한 마음도, 미래에 행할 마음도 실재는 얻을 수 없다"라고 하면서 지난 과거나 다가올 미래의 마음을 갖지 말라고 한 것이다.

우리의 마음은 현재 이 순간순간을 챙기고 살펴볼 때 마음이 현상에 휘둘리지 않고 진정한 기쁨, 즐거움, 행복이 지금 바로 여기에 있을 것이다.

걷기와 좋아하는 운동으로
마음 챙김 명상

걷기 명상은 마음 챙김 명상 중에서도 대표적인 동적(動的) 수행이다. 특히 발바닥의 감각, 느낌에 주의를 집중, 현재의 순간을 온전히 지켜보며 인식하는 데 중점을 두고 있다.

필자는 2002년에 미얀마의 대표적인 위빠사나 수행센터인 마하시 센터에서 정적인 수행이라 할 수 있는 좌선(坐禪)을 한 시간, 동적 수행이라 할 수 있는 걷기 명상을 한 시간씩 교대로 반복하면서 수행한 경험이 있다. 하루가 지나고 이틀째부터는 좌선보다 걷기 명상이 더 힘이 들었다.

평소에는 무심히 걸어 다닐 때, 산책할 때나 등산할 때는 2~3시간을 걸어도 몸도 마음도 가볍다. 즐겁게 걷기는 쉬운 일이었다. 그러나 수행 장소에서 막상 몸의 자세를 바르게 하고, 긴장하지 않고, 오직 한발 한발 발바닥에 닿는 감각을 지켜보고 알아차리며, 마음을 챙기면서 하는 걷기 명상이 생각보다 훨씬 어려웠다.

마음속에 끊임없이 일어나는 생각에 휘둘리지 않고, 다른 방황하는 생각이 일어날 때 그것에 쫓아가지 않고, 일어나는 생각을 긍정적으로 받아들이면서, 나아가는 발바닥의 감각에만 주의 집중하는 마음 챙김이 쉽지 않음을 처음으로 체험하면서, 도전하고 또 도전했던 경험이 걷기 명상을 할 때마다 생각나곤 한다.

이렇듯 걷기 명상은 단순한 행위 같지만, 실제로는 마음의 동요를 인식하고 그것에 휘둘리지 않으며 현재로 돌아오는 고요한 도전의 연속이다. 걷기 명상은 매번 나를 다시 돌아보게 하고 더욱 깊이 수행할 수 있도록 이끌어 주고 있다.

인간은 태어나면서부터 걷기를 배운다. 직립 보행은 영장류의 특권이라 할 수 있다. 그러나 걷기가 그리 만만한 것은 아니다. 어린 아기가 자라나는 과정을 잠시 살펴보면, 갓 태어난 영아는 고개조차 제대로 가누지 못한다. 누워서 지내다가 시간이 지나며 겨우 몸을 뒤집기 시작하고, 점차 힘이 생기면 손과 무릎을 이용해서 기어다닌다. 드디어 벽을 잡고 일어서는 연습을 한다. 엄지발가락에 힘을 주면서 벽을 잡고 서 있다가 일어서고 넘어지는 것을 수도 없이 반복한다. 어느 날 마침내 홀로 서게 되고, 두 발로 걷기 시작한다.

아이에 따라 한두 달 정도 차이는 있지만, 평균 1년 안팎의 시간 동안 끊임없이 넘어지고 또 넘어지는 것을 반복하는 고된 훈련을 통해 마침내 직립으로 걸을 수 있게 된 것이다.

인간이 걷기를 시작한다는 것은 인생의 대단한 전환점이다. 걸으면서부터 인지 능력과 내적 판단력이 급속도로 성장한다. 걷기라는 단순해 보이는 움직임 속에서 면역체계도 형성되고, 신체적·정신적으로 발전하는 것이다.

이런 성장 과정은 우리에게 아주 중요한 사실을 알려준다. 아주 평범하고 일반적으로 살아가는 사람들의 신체적 성장 과정과 마음 건강 상태를 면밀하게 살펴본 결과 끊임없는 몸의 움직임, 운동을 통해서 신체가 서서히 성장한다는 것이다. 특히 인체에 꼭 필요한 심장이나 장기 등과 뇌가 동시에 성장한다는 점에 주목해야 한다.

움직임은 정신 건강에도 큰 영향을 준다. 운동은 단순한 활동을 넘어 주관적 독단을 지양하고, 객관적 판단으로 일상을 받아들일 수 있게 하는, 한마디로 생리적 성장과 심리적 안정에 필수 요소다. 또한 운동을 통해 향상된 신체적·정신적 건강은 매사 활력을 가지고 추진하는 동력이 된다.

이런 인간의 성장 과정에서 알 수 있듯이 우리 몸은 움직임을 통하지 않고서는 깨어 있을 수가 없다. 실지로 평소 한 가지라도 꾸준히 30분 이상 운동을 하는 사람은 운동을 전혀 하지 않는 사람에 비해 체력은 물론이고 정신 건강 면에서도 뚜렷한 차이를 보인다는 것은 여러 다양한 연구에서 입증되고 있다.

뇌의 건광 관리와 치매 예방을 주제로 활동하며 저술 활동을 하고 있는 마크 밀스테인은 그의 책에서 "운동은 뇌를 위한 또 하나의 기적의 영약과도 같다"* 라고 강조하였다.

또한 그는 "운동이 뇌 건강에 큰 차이를 만드는 또 하나의 중요한 이유는 바로 심장이다. 혈액 순환을 촉진하는 운동이 혈압을 낮추고 심장 건강을 향상시킨다는 사실은 알고 있겠지만, 이는 뇌 건강은 물론이고 우울증과 치매 예방에도 필수적이다"라고 덧붙이고 있다.

위의 소개처럼 걷기와 같은 단순한 운동이 뇌에 직접적으로 아주 긍정적인 영향을 미친다는 뜻이다. 뇌는 혈류를 통해 산소와 영양을 공급받는다. 따라서 혈액 순환을 촉진하는 운동은 곧 뇌의 활력으로 이어진다. 우리의 몸과 마음은 움직이는 동안 비로소 스스로를 치유하고, 성장하며, 깨어 있을 수 있다.

---

* 마크 밀스타인, 《브레인 기핑》, 웅진, 2022, p.198.

걷기 명상은 이렇듯 단순하지만, 근본적인 진실을 걸음걸음마다 일깨워 주는 수행이다. 일상생활 속에서도 한 걸음 한 걸음, 발바닥에 집중하며 걷는 그 순간이 곧 마음 챙김이며, 진정한 생명 회복의 길이 될 것이다.

걷기 명상에서 동적 운동과 함께 마음 챙김

걷기 명상은 몸을 움직이는 동적 명상이며, 동시에 무의식적인 발의 움직임과 발바닥의 감각에 주의를 집중해서 순간순간 발과 바닥에 닿는 감각을 또렷이 알아차리는, 생생하게 깨어 있는 마음 챙김이다. 예부터 한국의 선원에서는 앉아서 하는 수행인 좌선(坐禪)으로 굳어 있는 다리를 풀어주기 위해서 간단한 보행 정도로 걷기를 활용해 왔다. 그러나 오늘날 걷기 자체가 하나의 독립적인 명상 수행으로 자리 잡으면서, 걷기 명상의 중요성에 대해 점차 재조명되고 있다.

걷기는 우리가 어린 시절부터 무의식적으로 익혀 온 이동 수단이다. 이곳에서 저곳으로 이동하는 과정에서 사람들은 자연스럽게 걷기가 하고자 하는 목표 달성을 조금이라도 빠르게 성취하고자 하는 행동 양식으로 습관화되었다. 나이가 많은 노년층 또한 급히 해야 할 일도 없으면서 다음 차를 잠시 기다리면 될 텐데, 저 멀리 자신이 타야 할 시내버스를 보면 발을 동동 구르면서 위험하게 버스를 향해 달려가는 모습을 자주 목격한 적이 있다. 그럴 때마다 안타까웠다. 마음속으로 '저분들이 걷기 명상을 만나면 얼마나 좋을까?' 하는 생각을 가지면서 홀로 미소 지은 적도 많다.

사람은 직립보행하는 존재다. 걷는다는 것은 인간의 원형적 행동 중 하나다. 마음을 잘 챙기면서 걸어가는 습관을 길들인다면 신체뿐만 아니라 정신 건강에도 긍정적인 영향을 준다. 걷기는 헤아릴 수 없는 장점을 많이 가지고 있어서 명상 수행의 한 방법으로도 널리 활용되고 있다.

걷는 방법 챙기기

걸을 때도 준비가 필요하다. 특히 몸이 허약하거나 노령자일수록 벌떡 일어나 걷는 것은 좋지 않다. 천천히 몸을 준비시키는 과정이 중요하다.

먼저 두 다리를 부드럽게 흔들어 주면서 가볍게 마사지한다. 자기 자신에게 '이제 걸어가겠다'라고 하는 의도를 몸에 천천히 알려준다. 허리를 곧게 펴고, 상체를 좌우로, 목을 천천히 돌리면서 그 감각을 지켜보고 알아차린다. 온몸의 감각을 의식하면서 자연스럽게 호흡한다. 이런 과정을 통해 몸이 준비되었을 때 자리에서 일어나 걸어갈 방향을 바라보고 걷기 시작한다. 한발 한발 앞으로 걸어간다.

야외의 산책길에서는 조금 빠르게 발뒤꿈치를 먼저 땅에 닿게 하고, 왼발, 오른발을 앞으로 내디디면서 걷는다. 실내 공간이나 짧은 거리에서는 조금 더 천천히 한발 한발 앞으로 걸어간다. 이때 중요한 것은 '걸어서 앞으로 나아가겠다'라고 하는 의도를 챙기는 것이다. 왼쪽 발을 천천히 들어 올리고, 발뒤꿈치가 먼저 땅에 닿고, 그다음 발바닥, 그다음 발가락까지 충분하게 땅바닥에 닿는 촉감을 느낀다.

그 감각에 집중한 채 다음 오른발 뒤꿈치를 들어 올리면서 호흡, 들숨을 가볍게 들이마시면서, 앞으로 나아간다. 발뒤꿈치가 먼저 땅바닥에 닿게 하고, 그다음 발바닥 전체가 땅에 닿는 감각을 충분하게 알아 챙기면서, 들이마신 호흡을 천천히 다 내쉰다. 그다음 발가락이 땅바닥에 온전하게 닿는 감각을 있는 그대로 지켜보면서 잠시 걸음을 멈춘다.

한 걸음을 마칠 때마다 잠시 멈추고, 두 발에 힘을 주어 균형을 싣고, 허리를 펴고, 가슴을 앞으로, 복부에 가볍게 힘을 살짝 넣고, 항문에 힘을 주면서 바로 선 자세로 잠시 머문다. 이때 가슴과 복부, 다리 근육에 느껴지는 감각을 세심히 관찰한다.

초기에는 몸의 균형을 잡기가 어려울 수도 있다.

다시 걷기를 시도하면서, 왼발을 가볍게 들어 올리고, 앞으로 밀면서 들숨 호흡을 하면서 발 뒤쪽 부분을 바닥에, 발바닥이 땅바닥에 완전히 내려가고, 발가락 부위까지 내려갈 때 들숨 하였던 호흡을 온전하게 내쉰다. 이때 발바닥이 땅바닥에 닿을 때 발바닥에 와 닿는 감촉과 다리에 느껴지는 힘, 허리를 펴고, 복부에서 나타나는 느낌까지도 알아 챙김을 한다.

걷는 도중에 잡생각이 떠오를 수도 있고, 외부의 소리 등에 의식이 잠깐 그곳으로 갈 수도 있다. 그럴 때마다 그것에 휘둘리지 않고, 다시 발의 감각에 부드럽게 주의를 되돌린다. 이처럼 계속해서 현재 순간의 감각에 주의를 집중하는 것이 걷기 명상의 핵심이다. 걷기 명상을 통해 주의 집중의 힘으로 마음이 평온해지고, 방황하던 자기 자신을 현재의 그 자리에 머물게 하고, 생생하게 깨어 있는 마음으로 나아갈 때, 늘 기쁨과 행복이 머무르는 명상 본래의 목적을 이룰 수 있을 것이다.

산책, 빨리 걷기 마음 챙김

내부 공간보다 많은 사람이 걷는 바깥 산책로는 다양한 사람들을 만날 수 있다. 또한 여러 가지 소음들도 들린다. 그래서 좀 더 빠르게 걷는 것에 주의 집중을 하는 것이 마음을 고요하게 만드는 데 도움이 된다.

걷는 동안 왼발, 오른발에 마음속으로 숫자를 붙이면서 걷는 게 좋다. 각자 자기 방식으로 걷되, 보폭을 조금 넓게 해서 걷는다. 또한 호흡을 잊지 않은 채 발, 발바닥의 감각에 집중해 보자. 걸으면서 느끼는 감각, 발과 발바닥에 닿는 모든 감촉에 대해 주의를 기울여 알아차리면서 걷는 것만으로도 깊은 명상을 실천할 수 있다.

또 빨리 걷기 명상을 할 때는 보통 걷는 걸음의 거리 폭보다 3~5cm 더 길게 걷기를 한다면 허벅지 근육 등에 근력을 키우는 데 도움을 받을 수 있다.

넓은 운동장, 장거리 달리기 마음 챙김

최근 젊은이들뿐만 아니라 마라톤에 관심을 가진 이들이 많다. 장거리 목표를 갖고서 마라톤을 하는 이들을 쉽게 만날 수 있다. 마라톤은 단순한 체력 소모를 넘어, 한 걸음 한 걸음 앞으로 나아가는 발걸음에 주의 집중하고, 들숨 날숨 호흡에 주의를 챙기면서, 심장 박동의 움직임에 주의를 집중하면서 달리면 마라톤식 달리기도 명상이 될 수 있다.

마라톤을 하면 몸에서 올라오는 열기를 느낄 수 있다. 열기가 올라오고 숨이 가빠지는 것조차 '지금 이 순간'을 온전히 느끼는 순간이 찾아온다. 아주 즐겁고 황홀한 순간의 느낌, 몰입을 체험하게 되면 달리기가 운동을 뛰어넘어 몸과 마음을 깨우는 명상이 되는 것이다.

달리기가 몸과 마음의 건강에 긍정적인 영향을 미친다는 것을 알고 달리기를 하는 사람들, 달리기 모임도 많아지고 있다. 오늘날 이들 동호회는 단순한 취미 모임에서 더 나아가 건강한 삶의 공동체로 자리매김하고 있다.

수영장, 수영을 즐기면서 하는 마음 챙김

최근 100세 시대를 맞아 건강을 지키고자 하는 노년층이 늘어나면서, 수영장을 이용하는 이들이 부쩍 늘어났다. 초등학생들에게는 1년에 1회 이상 물에 빠졌을 때 생명을 스스로 구할 수 있는 생존 수영을 교육하고 있으며, 어르신들에게는 노화된 몸을 회복하는 전신 운동으로 권장되고 있다.

특히 수영은 무릎 관절과 허리 관절의 부담을 줄이고 신체를 부드럽게 회복시키는 치유 운동의 하나로 매우 적절한 운동이어서 어르신들에게 인기가 많다. 그중에서도 가장 인기 있는 프로그램은 아쿠아 수영이다. 물속에서 걷고 뛰며 전신을 고르게 움직이는 아쿠아 수영은 관절에 부담을 주지 않으면서도 유산소 운동과 근력 운동을 동시에 할 수 있어 남녀노소 누구에게나 유익하다. 실제로 일부 수영장에서는 아쿠아 프로그램을 이용하기 위해 몇 달을 기다려야 할 정도로 수요가 많다.

필자도 10년 전부터 1주일에 두 번 이상 꾸준하게 수영을 하고 있다. 실제로 해본 결과, 근력과 유연성을 기르는 운동으로 수영만한 것이 없다는 생각이 든다. 특히 나이가 들수록 근육도 줄어들고, 관절이 약해지기 쉽다. 그래서 대부분 고통을 호소하고 있는데, 수영은 퇴행성 관절염을 예방해 주고, 수영을 통해 관절염이 치유되었다는 사례도 많다. 그래서 의사들이 환자에게 무릎과 허리의 재활 운동으로 수영을 적극적으로 권한다.

한 스포츠 저널*에 다음과 같은 연구 결과를 게재한 것을 본 적이 있다.

"적당한 강도의 운동은 체내 면역세포의 순환을 증가시켜 우리 몸의 방어 체계를 활성화시킨다. 이렇게 체내 순환이 원

---

* journal of sport health science, 2019.

활해지면 우리 몸의 병원균과 바이러스를 조기에 감지하고, 또다시 병원균이 들어오는 감염에 더 잘 대비할 수 있게 된다."

수영 또한 운동에서 더 나아가 마음 챙김 명상으로 활용할 수 있다. 물의 느낌에 집중하고, 호흡에 주의를 기울이며 몸의 흐름을 느끼고 알아차리는 것, 그것은 곧 마음 챙김 명상이 된다. 팔을 뻗고 발을 차며 물을 가르는 감각, 수면 아래의 호흡, 들숨과 날숨, 호흡을 들이마시고 내쉬면서 호흡을 챙기는 것, 그 시간은 곧 몸과 마음을 위한 힐링이자 명상이다.

절, 예의를 갖춘 마음 챙김 절명상

불교의 예법 중 가장 대표적인 것이 두 손을 가슴에 모아 합장하는 인사와 절이다. 특히 일반인들이 "절은 절하는 곳이다"라는 말을 할 정도로 절은 불교의 대명사라 할 수 있다. 그런데 절은 단순한 종교 예법이 아니다. 전신을 사용하는 깊이 있는 운동이자 수행법이다. 건강을 위한 운동이라고 생각하면서 절을 한다면 아주 좋은 운동이고, 수행이라고 생각하면서 절을 하면 절 수행이다.

사람들 가운데 무릎 관절이나 허리 관절에 무리가 된다고 하면서 절을 부정적으로 보는 이들이 많다. 물론 그것을 전적으로 부정할 수는 없다. 하지만 절을 제대로 하면 절대 관절에 무리가 가지 않는다. 절을 시작하기 전에 반드시 가벼운 스트레칭과 근육 이완을 통해 몸을 준비하는 과정이 필요하다.

또한 108배, 1080배, 삼천배 등 빨리 절하는 데 목표를 두어서는 안 된다. 절을 할 때는 한번 한번 두 손을 가지런히 모으고, 허리를 펴고, 호흡을 들이쉬고, 땅바닥에 머리가 닿을 때는 충분히 호흡을 내쉬면서 몸을 움츠리는 동작을 천천히 지켜보고 챙겨보는 알아차림을 하면서, 무릎과 허리 관절로 일어서는 것이 아니라, 몸을 당기면서 온몸으로 일어나야 한다. 그래야 무릎과 허리 관절의 부담을 최소화할 수 있다. 바른 동작으로 반복해서 절한다.

불교 신자는 물론이고 불교 신자가 아니더라도 진리를 깨달으신 성인(聖人) 붓다에게 절로써 정중하게 예를 표하는 것은 매우 중요한 예법이다. 특히 불교 신자는 온 정성을 담아 절해야 한다. 그동안 알게 모르게 지은 악업(惡業)을 참회하고, 다른 이들에게 행복한 일들이 있기를 기원하는 자애의 마음을 담아 절을 한다면, 절은 몸과 마음의 정화와 자비의 수행이 되는 길이다. 그뿐만 아니라 절을 하면 몸이 이완되고 근력이 강화되므로 아주 좋은 운동인 셈이다. 몸의 건강과 아울러 자애로운 마음이 일어나 스스로 행복한 순간들에 머물도록 이끌어 주는 절은 몸과 마음을 위한 아주 좋은 운동이다.

호흡과 함께 몸을 챙기는 운동 마음 챙김 명상

노화를 늦추고 치매를 예방하기 위해서 운동을 하면서도 마음 챙김 명상으로 전환해야 한다는 것을 알아차렸을 것이다. 무엇보다 자신에게 맞는 마음 챙김 운동을 찾아서 꾸준히 실천에 옮기는 데 아주 실질적인 답이 된다.

현대인들은 대부분 오랜 시간 앉아서 생활한다. 운동은 헬스클럽이나 체육센터 등에 등록해서 특별히 '해야 할 일'로 여기는 사람들이 많다. 하지만 앞에서 언급했듯이 우리 인간은 몸을 움직일 때 비로소 살아있는 것이고, 뇌도 활성화되고, 마음 또한 깨어난다. 그래서 우리는 반드시 자기에게 맞는 적당한 운동을 선택해서 꾸준히 습관이 될 정도로 해야 한다.

운동의 종류는 다양하다. 걷기든 달리기든 수영이든 절 수행이든 중요한 것은 바로 지금 당장 몸소 실천해야 한다. 운동할 시간을 도저히 낼 수 없다면, 몸을 좌우로 흔들거나, 빨리 걷거나, 의자에서 일어날 때, 청소할 때 등 일상생활 속의 모든 움직임에 의식적으로 '나는 몸을 챙기는 명상을 하고 있다'라고 주의를 기울인다면 운동 효과를 볼 수 있다.

또 무슨 운동을 하든 호흡을 알아차리고, 마음 챙김 명상으로 전환한다면 바로 지금 이 순간 깨어나고, 살아있음을 얻고, 기쁨을 마주하게 된다.

세포의 성장과 노화의 텔로미어와 자애 마음 챙김 명상

우리 몸의 노화 과정을 추적하던 과학자로 유명한 엘리사 에펠(Elissa Epel)과 엘리자베스 블랙번(Ezabeth Blackbum) 박사는 세포 노화의 핵심 열쇠인 '텔로미어(Telomere)'를 발견한 공로로 2009년 노벨 생리의학상을 공동 수상했다. 그들의 연구는 인간의 정서 상태와 생활 습관이 세포 노화에 어떤 영향을 미치는지를 과학적으로 증명했다.

그들이 발견한 텔로미어는 염색체의 끝에 위치한 반복적인 DNA 서열로, 세포가 분열할 때마다 조금씩 짧아지며 결국 세포의 노화와 죽음을 초래한다. 이들은 만성적인 스트레스, 정서 불안, 불규칙적인 생활 습관 등이 텔로미어를 빠르게 손상시킨다는 사실, 결국 노화를 앞당긴다는 사실에 주목했다.

특히 그들은 신체 건강과 이상 증후뿐만 아니라, 과거에 힘들고 고통스러웠던 경험으로 인한 강박, 트라우마, 미래에 대한 불안, 자기 관리 결여, 타인과의 공감 능력 부족, 방황 등 정서적 요인과 각종 스트레스에 노출될 때도 텔로미어의 단축을 촉진시키고, 결국 그렇지 않은 사람에 비해서 노화의 속도가 빨라짐을 확인할 수 있었다고 한다.

한마디로 텔로미어를 잘 관리하면 노화를 늦출 수 있다는 것이다. 사람들은 누구나 나이에 비해 건강하게, 노화를 늦춰서 좀 더 오래 건강하게 살기를 희망한다. 그런데 마음 챙김 명상이 텔로미어 관리에 매우 긍정적인 영향을 줄 수 있다는 점이 흥미롭다.

텔로미어를 지키는 마음 챙김 명상의 자기치유력

마음 챙김 명상(Mindfulness Meditation)은 순간순간 마음속에 일어나는 부정적 생각이나 욕망, 몸의 감각적 충동 등을 알아차리고 멈추어 지켜보기 때문에 몸과 마음의 감각, 그 흐름에 휘둘리지 않고, 있는 그대로 긍정적으로 받아들여 최적의 상태에 이르게 한다.

다시 말해, 마음 챙김 명상은 우리 몸과 마음에 수시로 다가

오는 과도한 긴장과 스트레스를 알아차리고, 그러한 상태에서 벗어날 수 있도록 돕는다. 명상으로 강력한 이완 반응을 이끌어내어 몸과 마음의 고요함 내지 평온함을 갖게 하는 능력이 생기는 것이다. 이는 세포의 끝부분에도 악영향을 미치지 않게 함으로써 텔로미어의 손상을 억제할 수 있게 한다.

특히 들숨 날숨 호흡에 주의 집중하는 마음 챙김 명상은 호흡이 점점 깊어짐에 따라 온몸에 생명의 에너지인 산소 공급을 원활하게 해주고, 몸에 필요한 좋은 양질의 기운을 필요에 따라 순간순간 공급하여, 활성산소를 줄이는 데도 기여한다. 이는 곧 세포의 생존 환경을 최적화하는 것이다.

또한 마음 챙김 명상은 존재의 무상과 무아를 깨닫게 한다. 존재의 본성은 시간이 지나면서 점차 변화할 수 있다. 나라는 것, 자아(自我)도 여러 가지 조건들이 인연이 되어 일어나 존재하고 있을 뿐이며, 결국 본래의 공(空)으로 되돌아간다는 존재의 진실을 받아들이게 한다. 마음 챙김 명상을 통해 무상과 무아를 자각하게 되면 현재의 순간순간에 만족하고, 모든 존재와의 만남에 깊이 수용하고 자비로 대할 수 있다. 타인과의 관계에서 진정으로 공감하고 따뜻함을 나눌 수 있는 것이다.

이렇듯 마음 챙김 명상은 세포의 말단인 텔로미어에 부정적 영향을 줄 수 있는 정서적 요인을 줄이고, 생명력을 북돋우는 수행이다. 노화를 늦추는 방법이 단지 외적인 관리에만 있지 않음을, 마음의 자세와 인식의 전환을 통해 몸과 세포, 존재 전체를 되살릴 수 있음을 보여주는 통찰이다. '자애의 마음으로 깨어 있는 삶'이야말로 세포의 끝자락, 텔로미어도 어루만져 주는 수행이 된다. 아울러 노화를 늦추고 젊음을 유지하며 생기발랄하게 살아갈 수 있는 행복의 열쇠라고 할 수 있다.

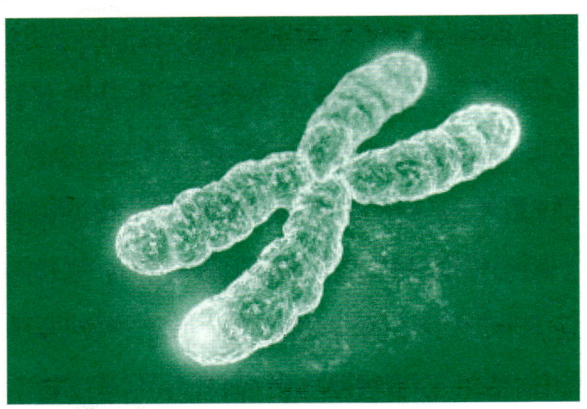

텔로미어 세포 그림

몸과 마음을 위한 자애 명상 – 《자애경》의 가르침

《자애경(Metta Sutta)》을 읽고 쓰며, 외우고 염원하는 과정은 단순한 반복 수행이 아니다. 그것은 마음의 깊은 본성의 결을 느끼고, 그 움직임을 섬세하게 챙기는 일이다. 주의를 기울여 챙김으로써 몸속 세포 하나하나에까지 울림을 전하고, 특히 세포 노화에 직접적으로 연관된 텔로미어 세포를 돌볼 수가 있다. 마음이 머물고 마음을 쓰는 방식에 따라 텔로미어의 길이가 달라지고, 자연스레 건강까지 달라질 수 있다는 현대 과학자, 의학자들의 연구도 있다.

붓다가 가르친 자애로운 마음 챙김은 우리의 몸과 마음에 생동감 넘치는 활력과 온화함이 조화를 이룰 수 있도록 하는 가장 실질적인 수행법, 최적의 자애 수행법이라고 할 수 있다.

붓다는 35세에 깨달음을 얻고, 80세에 열반에 드실 때까지, 늘 자애가 가득한 얼굴로 따뜻한 미소를 지으셨다. 언제나 자비로운 모습으로 세상을 유행하셨다. 걸음걸음마다 온화하고 지혜로웠으며, 동서남북 그 어느 곳을 가시든 가까이 곁에서 지켜보는 이들에게 '행복이 무엇인가'를 몸으로 보여주셨다.

붓다는 함께 생활하는 가운데 욕망의 속박에서 벗어난 대자유, 걸림이 없는 평온한 마음, 해탈 열반을 보여주셨다. 붓다의 삶을 닮아갈 수 있도록 이끌어 주는 대표적인 수행 지침을 담은 경전이 바로 《자애경》이다.

《자애경》의 교훈

《자애경》은 빨리어 경전 가운데 가장 널리 사랑받는 짧은 경전 중 하나이다. 자애의 마음을 어떻게 기르고, 어떻게 넓혀나가야 하는지를 조곤조곤 일러준다. 경의 첫머리에서 이렇게 말한다.

"마음에 흔들림이 없이 고요함에 머물며, 자애로움을 닦고자 하는 이라면 무엇보다 먼저 거짓 없는 마음을 지니고, 올바름을 따르며, 몸과 말과 생각을 온화하게 다스려 절대로 교만하지 말아야 한다."

이 경전의 첫 번째 구절은 자애 수행의 출발점이 '거짓 없는 마음', 다시 말해 욕망 없는 천진난만한 어린아이와 같은 마음에 있다는 것을 강조한다.

마치 아무 꾸밈 없는 어린아이의 순수한 마음, 투명하고 열린 마음이야말로 자애의 바탕이다. 그런 마음은 언제나 부드럽고 따뜻하다. 자비롭고 겸손한 눈길과 절제되고 다정한 말, 교만하지 않은 마음으로 다른 존재를 대하니 대인관계에서도 늘 편안하다. 이와 같은 마음 상태에서는 우리 몸의 모든 세포 역시 긴장이나 억압 없이, 두려움 없이 생생히 숨쉴 수 있게 된다.

다음에 이어지는 구절에서 수행자의 일상 태도에 대해 간결하게 설하고 있다.

"수행자는 작은 것에 만족할 줄 알며, 다른 이들에게 공양을 받을 때도 마음을 낮추어 (좋은 공양물, 거친 공양물을 보고서) 들뜨거나 교만한 마음을 일으키지 않으며, 단순하고 소박한 생활로 오감의 욕망을 잘 다스리고, 탐욕의 마음을 멀리 여의고, 집착하는 마음을 끊고, 지혜롭고 예의 바르게 살아가야 한다."

위 내용에서 알 수 있듯 음식을 받는 수행자나 음식물을 보시하는 이들이 주고받는 관계에서도 한결같이 평등한 마음과 자애로운 마음을 가져야 한다는 것을 강조하고 있다. 수행자는 남이 주는 공양이 좋은 것이든 거친 것이든 마음을 높이지 말고 겸손하게 받아야 한다. 모든 존재는 서로 존중해야 한다는 붓다의 가르침을 위 구절에서도 알 수 있다. 그다음에는 다음과 같이 언급하고 있다.

"슬기로운 이는 누구든 나무랄 만한 그 어떤 일도 하지 않아야 하며, 세상 모든 존재가 안락하고 평화롭고 행복하기를!"

"살아있는 어떤 존재든, 자기 자신에 대한 욕심이나 애착이 있든 없든, 길이가 길거나 중간이거나, 짧거나, 작거나 비대하거나, 보이거나 보이지 않거나, 가깝거나 멀거나, 이미 있는 것이거나 앞으로 태어날 모든 이들이 행복하기를!"

붓다께서는 모든 중생이 행복하기를 기원하라고 거듭 강조하면서 자애는 특정한 대상에만 한정되지 않음을 일깨워 주셨다. 그것은 내 가족이나 친구, 내 이웃만을 향한 감정이 아니라, 이 우주에 존재하는 모든 생명을 향한 지극한 염원이다. 이를테면 '내가 행복하길 바라는 만큼 저 존재도 그 행복을 누리기를 바란다는 자애의 대승적 확장이다. 그다음 이어지는 내용은 자애심의 깊이를 극적으로 보여준다.

"어떤 존재든 속이지 않고, 어디서든 다른 이를 경멸하지 않으며, 분노나 증오 때문에 다른 이의 고통을 바라지 말라. 마치 어머니가 하나밖에 없는 자식을 자신의 목숨보다 소중하게 여기듯이 이 세상 모든 생명을 향해 가없는 자애의 마음을 키워나가라!"

이 비유는 자애심을 가장 강렬하고도 감성적으로 드러내고 있다. 그것은 이념이 아니다. 어머니가 외아들을 자신의 목숨보다 소중하게 여기는 마음에 비유한 것처럼 이 세상 모든 존재를 향해 자애심을 키워간다면 이 세상이 그대로 붓다의 나라, 불국토가 될 것이다. 그리고 이렇게 자애심을 확산시키는 수행은 단지 앉아서 명상할 때뿐만 아니라, 삶의 모든 순간에 깃들어야 한다. 그다음 구절에서는 삶이 곧 수행이 되어야 한다는 것을 일깨워 주고 있다.

> "온 세상 일체의 세계에 대하여 위로 아래로 옆으로 가로질러서도 막힘의 장애가 없고, 원한도 없고, 적의도 없이 무한한 자애의 마음을 닦을지어다.
> 서 있거나 걷거나, 앉거나 눕거나, 깨어 있는 동안 언제 어디서나 자애의 마음을 확립하는 것, 이것이 거룩한 마음가짐이다."

자애의 실천은 특정한 장소나 특정한 시간에 국한되어 애써 힘쓰는 수행이 아니다. 그것은 일상생활에서의 지속적인 마음 챙김이다. 일상생활 속에서 순간순간 자비로써 깨어 있는 마음이요, 행동임을 거듭 역설하고 있다.

마지막 구절은 자애의 마음을 실천하는 이들에게 주어지는 이익, 그 상서로운 복덕에 대해 덧붙이고 있다.

"끝까지 삿된 견해에 집착하지 않고, 계행(자기 자신이나 다른 이들에게 상처를 주지 않는 행동)과 정견(세상을 자애롭게 바라보고 깨어 있는 마음의 눈으로 있는 그대로 보는 지혜)을 지니는 이는 감각적(눈, 귀, 코, 입, 몸) 욕망을 다스릴 수 있기에 다시는 윤회의 모태에 들지 않으리라."

자애는 단지 착하고 부드러운 태도가 아니다. 그것은 깊은 통찰에서 나온 실천이며, 윤회의 괴로움을 끊는 지혜의 문이다.
《앙굿따라니까야》(A11:16)에서는 《자애경》을 읽고 쓰면서 일상생활에서 실천하는 이들에게 다음과 같은 열한 가지의 공덕이 따른다고 찬탄한다. 이 말은 곧 자애경을 읽고 쓰면서 생활 속에서 낱낱이 실천하기를 강조하는 것이다.

자애 명상을 통해서 얻을 수 있는 효과

1. 편안하게 잠든다.
2. 아침에 행복하게 일어난다.
3. 악몽을 꾸지 않고 평온하게 숙면한다.
4. 사람들에게 칭송과 사랑을 받는다.
5. 천인들에게도 존경을 받는다.

6. 천신들의 보호를 받는다.
7. 불이나 독, 무기로부터 해를 입지 않는다.
8. 쉽게 평온한 삼매에 든다.
9. 얼굴빛과 눈동자의 색이 맑아진다.
10. 혼미하지 않은 채 생을 마친다(치매 등에 걸리지 않음).
11. 최상의 깨달음의 경지에 들지 못하더라도 범천의 세상(기쁨이 있고 건강함이 있는)에 태어난다.

"수행자들이여, 자애의 마음을 반복하여 부지런히 닦으면 이 열한 가지 이익을 얻을 수 있다."는 붓다의 따사로운 음성이 들리는 듯하다. 《자애경》을 읽고 쓰면서 자애심을 매일같이 염하고, 그 마음으로 살아가려는 이에게 이 열한 가지 이익은 단순한 축복이 아니다. 붓다께서 일러주신 수행의 이정표이자 삶의 지침이요, 격려의 말씀이다. 자애의 마음을 반복하여 부지런히 닦는 것, 그것은 곧 자신과 세상을 살리는 길이다.

《자애경(Metta Sutta)》 독송

마음에 흔들림이 없이 고요함에 머물며, 자애로움을 닦고자 하는 이라면 무엇보다 먼저 거짓 없는 마음을 지니고, 올바름을 따르며, 몸과 말과 생각을 온화하게 다스려 절대로 교만하지 말아야 한다.

수행자는 작은 것에 만족할 줄 알며, 다른 이들에게 공양을 받을 때도 마음을 낮추어 (좋은 공양물 거친 공양물을 보고서) 들뜨거나 교만한 마음을 일으키지 않으며, 단순하고 소박한 생활로 오감의 욕망을 잘 다스리고, 탐욕의 마음을 멀리 여의고, 집착하는 마음을 끊고, 지혜롭고 예의 바르게 살아가야 한다.

슬기로운 이는 누구든 나무랄 만한 그 어떤 일도 행하지 않아야 하며, 이 세상 모든 존재가 안락하고 평화롭고 행복하기를!

살아 있는 어떤 존재든, 자기 자신에 대한 욕심이나 애착이 있든 없든, 길이가 길거나 중간이거나, 짧거나, 작거나 비대하거나, 보이거나 보이지 않거나, 가깝거나 멀거나, 이미 있는 것이거나 앞으로 태어날 모든 이들이 행복하기를!

어떤 존재든 속이지 않고, 어디서든 다른 이를 경멸하지 않으며, 분노나 증오 때문에 다른 이의 고통을 바라지 말라. 마치 어머니가 하나밖에 없는 자식을 자신의 목숨보다 소중하게 여기듯이 이 세상 모든 생명을 향해 가없는 자애의 마음을 키워나가라!

온 세상 일체의 세계에 대하여 위로 아래로 옆으로, 가로질러서도 막힘의 장애가 없고, 원한도 없고, 적의도 없이 무한한 자애의 마음을 닦을지어다. 서 있거나 걷거나, 앉거나 눕거나, 깨어 있는 동안 언제 어디서나 자애의 마음을 확립하는 것, 이것이 거룩한 마음가짐이다.

끝까지 삿된 견해에 집착하지 않고, 계행(자기 자신이나 다른 이들에게 상처를 주지 않는 행동)과 정견(세상을 자애롭게 바라보고 깨어 있는 마음의 눈으로 있는 그대로 보는 지혜)을 지니는 이는 감각적(눈, 귀, 코, 입, 몸) 욕망을 다스릴 수 있기에 다시는 윤회의 모태에 들지 않으리라.

※ 빨리어 자애경 번역은 원문과 일부 차이점이 있을 수 있습니다.

자애명상(慈愛瞑想) 발원문

만일 내가 다른 사람에게 몸으로 입으로 생각으로 잘못을 했다면 내가 평화롭고 행복하게 살 수 있도록 용서받기를 원합니다.

또한 누군가가 나에게 몸으로 입으로 생각으로 잘못을 했다면 그들이 평화롭고 행복하게 살 수 있도록 용서합니다.

내가 안락하고 행복하고 평화롭기를 기원합니다.
내가 안락하고 행복하고 평화롭기를 기원하는 것처럼
모든 존재들이 안락하고 행복하고 평화롭기를 기원합니다.
모든 존재들과 이 공부의 공덕을 나누어서
다 함께 행복하고 평화롭기를 기원합니다.
모든 존재들에게 감사합니다.

나무 마하반야바라밀,
나무 마하반야바라밀, 나무 마하반야바라밀.

※ 위 발원문은 명상지도자 과정 초기부터 13년 동안 매회 수업을 종료할 때마다 학생들과 함께 독송한 발원문이다. 명상 수행자는 깨달음을 얻는 지혜도 중요하지만, 무엇보다 먼저 자기 자신을 스스로 자애롭게 보살펴야 한다. 그다음에 자기 자신과 함께하고 있는 인연 있는 모든 이, 나아가 전혀 관계없는 모든 존재들에게도 자애의 마음을 보내며, 발원하는 수행이다.

자애 명상, 사랑과 연민을 기르는 마음 챙김 명상법

'모든 존재가 행복하기를' 바라는 마음을 반복적으로 되새기는 방식으로 하면 된다. 보통은 자기 자신에게 먼저 자애를 보낸 후, 존경하는 스승님, 가족과 친지, 친구, 잘 알지 못하는 중립적인 사람, 자신과 어울리기 어려운 관계에 있는 사람, 그리고 모든 인류와 생명으로 확장하는 것이다.

이 자애 명상 발원은 자기에게 도움을 주신 이들에게 자애로운 삶이 있기를 기도할 때 한다. 그리고 자기의 내면에 있는 분노, 미움, 자책감 등을 내려놓게 한다. 또 타인과의 관계 속에서 일어나는 갈등과 상처를 치유하는 데 도움을 준다.

정서적인 안정감과 따뜻한 마음의 확장을 가져오며, 마음의 벽을 허물고, 깊이 있게 세상과의 연결감을 경험하게 하는 데 도움을 주고받을 수 있다.

다만 자애 명상 발원을 할 때 주의할 점은 남녀 간 애정 관계에 있는 사람, 돌아가신 분들에게는 자애의 발원은 하지 않는 것이 좋다. 이 점도 참고하기 바란다.

뉴런과 시냅스 그리고 인드라망, 선재동자의 53선지식 순례

끝없이 연결되는 뇌세포, 뉴런과 시냅스

뇌는 음식에 대한 마음 챙김에도 다양하게 반응한다

명상 기법 가운데 비교적 쉽게 접근할 수 있고 수행하기 좋은 방법 중 하나가 '먹기 명상'이다. 차 종류와 건포도, 혹은 잘 익은 과일 등의 재료를 택해서 명상에 활용할 수 있다. 하지만, 그 재료는 우리의 일상에서 너무나 쉽게 접할 수 있고, 익숙한 나머지 그것에 대한 깊은 호기심이 없어서 이 재료들에 집중하는 게 쉽지 않을 수도 있다. 흔한 재료라는 선입견으로 인해 감각 또한 무뎌지기 때문이다.

일상에서 쉽게 먹는 재료들을 눈으로 보고, 코로 향을 맡는 것에 머물러 주의 집중하여 지켜보고 몰입하기가 쉽지 않음을 경험한 적이 많다. 그래서 먹기 명상을 인도할 때마다 "이 재료는 여러분이 세상에 태어나서 한 번도 경험해 보지 못한 것이라고 상상해 보세요."라는 말을 몇 차례 반복해서 분위기를 조성한다.

어느 정도 분위기가 무르익으면, 참여자들은 자연스레 호기심을 가지고 인도자의 말에 귀를 기울이기 시작한다. 낯선 것을 처음 대하듯 호기심 가득한 눈망울로 온몸의 감각에 주의 집중한다. 인도자의 믿음을 받아들일 수 있도록 차근차근 이끌어 주면 성공적으로 먹기 명상을 할 수 있다.

먹기 명상은 먹는 행위가 더 이상 먹는 행위에 머무르지 않고, 온몸의 감각을 일깨우고 마음을 챙기는 몰입의 수행이 되도록 해야 한다. 이 단순한 먹기 명상을 수행할 때도, 그것을 받아들이는 마음가짐, 의도에 따라, 먹는 음식에 대한 집중과 몰입의 상태에서 뇌는 놀라운 형태로 반응한다는 것을 알 수 있다.

우리의 뇌는 신체의 모든 기능을 조절하는 중추 기관이지만, 새로운 자극에 반응할 때마다, 특히 깊은 호기심이 발동하면 더욱 활발하게 작동한다. 우리 뇌에 있는 약 800억 개의 뉴런(neuron, 신경단위)은 시냅스(synapse, 신경 세포의 전도부 〈자극이 있으면 두뇌에 반응하는 것〉)라 불리는 연결 지점을 통해 서로 정보를 주고받기 때문이다. 이때 화학적 물질 또는 전기적 자극이 전달되며, 뇌의 신경 회로망이 새로운 방식으로 활성화된다.

바로 이 과정에서 도파민(dopamine, 동식물에 존재하는 아미노산의 하나)이라는 신경전달물질이 분비되는데, 이것은 '짜릿하다'거나 '기분 좋다'고 느끼는 감정의 근원이 된다. 특히 도파민은 정서 조절과 행동 동기에 깊이 관여하는데, '행복 신경전달물질'이라고도 불린다.

또 하나 흥미로운 사실은 성인의 뇌는 지금까지 알려지기로는 1.4~1.6 킬로그램 정도이며, 약 800억 개의 뇌세포, 즉 뉴런(neuron, 신경단위)으로 구성되어 있는데, 나이가 들면서 무게는 점차 증가하지만, 뇌세포의 수는 특별한 변화 없이 거의 일정하다는 점이다.

뇌과학자들에 따르면, 유아기의 뇌가 성인이 되기까지 약 4배 가까이 성장한다고 한다. 이처럼 뇌가 성장하면서도 고정된 셀(cell) 수를 유지하는 구조는, 뇌가 처음부터 정교하고 방대한 네트워크로 설계되어 있다는 것을 시사한다.

우리 뇌의 구조

우리 뇌의 구조는 얼굴처럼 좌우대칭을 이루며, 크게 네 개의 엽(lobe)으로 구분된다. 앞쪽에는 사고력과 판단력을 담당하는 전두엽, 그 뒤에는 공간 감각과 운동 조절을 맡는 두정엽, 측면 아래에는 청각과 기억을 관장하는 측두엽이 자리한다. 이 외에도 자세와 균형을 담당하는 소뇌, 생명 유지에 필수적인 기능을 담당하는 뇌간이 중심을 이루고 있다.

뇌세포들은 축삭돌기와 수상돌기를 통해 서로 신호를 주고받는다. 축삭돌기는 뇌세포의 흥분 상태를 전달하는 돌기이며, 수상돌기는 그 신호를 수신하는 역할을 한다. 이 뇌세포들은 연결 부위를 통해 서로 전기적·화학적 신호를 보내면서 의사소통을 하는 것이다. 이 복잡한 네트워크가 바로 '생각하고 느끼고 기억하며 움직이는' 우리의 삶을 가능하게 하는 시스템이다.

무엇보다 뇌가 움직이는 중요한 점은, 우리의 뇌세포가 어느 한 부분에 고착되어 있는 것이 아니라는 것, 그것불변의 상태로 머물지 않는다는 사실이다. 반짝이는 호기심, 주의 집중과 몰입, 그리고 새로운 자극에 대한 긍정적인 호기심이 일어날 때마다 뇌세포는 끊임없이 새로운 연결을 만들고, 변화를 시도하며, 끝없이 창조한다는 것이다.

이러한 과정을 연구한 결과 마음 챙김 명상을 할 때 특별히 우리 인간의 뇌가 스스로 치유하며 성장시키는 무한한 가능성의 장이 되고, 뇌를 더욱 강화하는 신비의 열쇠임을 알려준다.

화엄경 우주의 아름다운 신비의 세계

화엄경, 우주의 법계와 마음의 현상을 동일성에서 통찰

깨달은 이, 붓다는 "이 우주 만물의 모든 존재는 반드시 어떤 원인에 의해서 일어나며, 그 존재는 점차 변하여 결국 사라지고 만다."라고 하는 원리를 깨달았다. 이것이 곧 불교의 핵심 원리로서 인연 생멸의 현상인 연기법(緣起法)이다.

즉 "이것이 있음으로써 저것이 있고, 저것이 사라지면 이것 또한 없다. 생(生)이 있기에 반드시 죽음도 있다."라고 하는 존재의 아주 단순하면서도 근원적 원리이다. 붓다가 우리에게 깨달음의 세계를 보여준 것은 모든 현상이 홀로 존재함하는 것이 아니라, 서로서로 상호의존성을 가지고 나타나고 사라진다는 우주적 변화의 무상함을 깊은 통찰력으로 꿰뚫어 본 가르침이다.

이 연기법의 원리는 단지 물질적 현상에만 국한되지 않는다. 물질적으로 존재하는 것뿐만이 아니라, 육근(六根)의 감각에 의지해서 일어나는 의식 또한 마찬가지다. 심지어 우리 내면의 무의식에 잠재된 마음의 작용까지도 연기적 구조로 이루어져 있다고 본다. 이러한 연구체계는 불교의 유식학(唯識學)으로 정립되어 대승불교의 또 하나의 축이 되었으며, 오늘날 현대 심리학에도 큰 영향을 미치고 있다.

　초기불교의 가르침은 이론적으로나 논리적으로 대단히 이성적이고 합리적이었다. 그래서 붓다께서는 외도들이 비합리적인 질문을 하였을 때는 침묵으로 대응하셨다고 전해진다.

　하지만 대략 기원전 2세기~1세기 무렵부터 불교는 붓다가 직접 전한 초기불교의 가르침에서 벗어나 인도의 전통 종교와 교류하면서 부파불교가 일어나고, 특히 인도의 북방 지역을 중심으로 자비 수행의 덕을 강조하는 보살 사상이 싹트면서 대승불교가 발전하기 시작했다.

　대승불교 사상이 가장 함축적으로 구성된 대표적인 경전이 《화엄경》이다. 우리나라에서도 신라 시대부터 받아들인 《화엄경》의 원제목은 《대방광불화엄경(大方廣佛華嚴經)》이다. 이 경전은 초기불교에서는 찾아볼 수 없는, 우주의 광활한 신비와 아름다운 세계를 마음의 무한한 가능성을 가진 성품과 동일시하면서 묘사하고 있다.

　마음이 곧 우주이며, 티끌 하나가 전체 세계, 우주를 품고 있다는 법계연기법(法界緣起法)의 정수를 설하고 있는 경전이 바로 《화엄경》이다.

법계 연기법을 체계화한 신라의 의상 스님

　법계연기법을 체계화한 인물 중 하나가 당나라 시대 화엄학의 제2조인 지엄(智儼, 602~668)) 대사이다. 그의 소식을 들은 신라의 원효 스님과 의상 스님이 함께 유학길에 올랐다. 그런데 유학을 가다가 토굴에서 하루 저녁을 보내게 된다.

　원효 스님이 늦은밤 갈증 끝에 물을 마셨는데, 다음 날 아침에 꿀맛 같던 그 물이 해골바가지에 고여 있었던 것을 알고는 속이 뒤집어졌다. 원효 스님은 마구 토하면서, '어제저녁에는 그렇게 시원한 물이었지만, 오늘은 먹지도 않았는데 이렇게 속이 달라졌구나! 우리가 마음을 어떻게 일으키는가에 따라서 이렇게도 변할 수 있겠구나. 모든 것이 마음먹기에 달려 있구나!' 하는 깨달음이 있었다.

　위와 같이 '일체유심조(一切唯心造)'의 진리를 깨닫고 원효 스님이 유학을 포기하고 신라로 되돌아온 이야기는 잘 알려진 내용이다.

　반면, 의상 스님은 예정대로 당나라로 떠났다. 의상 스님은 그 당시 당나라에서 화엄경의 대가였던 지엄 대사 문하에서 화엄 사상을 배우고, 화엄경의 세계를 요약하여 「법성게(法性偈)」를 지어 바치니 스승 지엄 대사에게 큰 칭찬을 받았다.

의상 스님은 AD 688년 귀국하여 경북 영주 소백산 부석사에서 우리나라 최초로 화엄 사상을 널리 전하였그, 부석사 무량수전(국보, 1962년 지정)은 그 정신의 상징이 되었다.

필자 역시 30년 전 7월 초에 부석사에서 열린 2박 3일 수련회에서 깊은 체험을 했다. 어두운 밤 몰래 혼자 밖으로 나와서 하늘을 바라보니, 영롱하게 반짝이며 빛나는 무량한 별들이 마구 쏟아 내려올 것만 같은 아름다운 광경, 황홀한 기쁨에 취했었다. 그리고 다음 날 이른 새벽 소백산 중턱에서 산 아래를 바라보니, 운무가 산골짜기마다 가득 덮여 있었다. 마치 머나먼 남쪽 바다 다도해와 같은 고요한 바다가 펼쳐진 듯한 광경이 지금도 생생하다. 마치 화엄의 중중무진(重重無盡) 세계에 잠시 발을 디딘 듯했다.

말로 형용할 수 없는 풍광, 고요한 침묵으로 지켜본 그날의 경험은 평생 잊지 못할 추억으로 갖고 있다. 아마도 의상 스님도 689년 그곳 부석사에서 화엄의 중중무진의 세계를 홀로 황홀하게 심취하였으리라 헤아려 본다.

의상 스님께서 《화엄경》의 핵심을 210자로 함축하여 지은 「법성게」는 지금까지도 불교 의식이 있을 때마다 독송하고 있는 아주 유명한 게송이다. 그 내용 중 첫머리는 다음과 같다.

법성원융무이상(法性圓融無二相)
제법부동본래적(諸法不動本來寂)
무명무상절일체(無名無相絕一切)
일미진중함시방(一味塵中含十方)
일체진중역여시(一切塵中亦如是)

모든 법의 성품은 원만하고 걸림이 없어서
두 가지로 나눌 수 없으며,
모든 법은 본래 움직임이 없어서 고요하고 고요하며,
이름도 없고 모습 또한 없어서 〈연결되어〉 끊어짐이 없으며,
한 티끌 속에 시방세계가 담겨 있고,
낱낱의 티끌마다 시방세계 들어 있네.

「법성게」의 첫머리에서는 "이 세계가 중중(中中) 무진(無盡)한 법계(法界)로 연결되어 묘한 현상으로 나타나지만, 하나의 세계임을 강조"하고 있다.

이러한 세계관은 인도 신화의 인드라망에 비유된다. 이 우주 공간에는 수없이 많은 인드라망이 펼쳐져 있는데, 하나의 그물망에 수많은 보석 구슬이 매달려 있고, 그 하나하나의 구슬에 빛을 비추면, 그 빛이 다른 구슬의 모습에 반사되어 전체의 그물로

연결하여 빛을 발한다는 원리를 이야기한다. 하나의 존재가 곧 전체와 연결되어 있으며, 서로를 비추고 또 비추는 인드라망과도 같은 우주, 이것이 곧 화엄의 철학이다.

오늘날 뇌 과학자들이 분석한 뇌세포의 네트워크와 완전히 일치한다고 할 수는 없지만, 인드라망의 이미지에서 우리는 뉴런의 연결망, 또는 인터넷 네트워크를 떠올릴 수 있다.

뇌 속에 함축되어 있는 800억 개의 뉴런이 하나의 자극 및 이미지가 빛을 발하여, 시냅스로 인식 작동을 연결하는 것과 같이 뇌는 우주처럼 홀로 존재하지 않고, 모든 존재는 관계 속에서 서로가 서로를 중중무진(重重無盡)하게 조건 지어 존재한다. 이런 사실에 대해 호기심을 가지고 긍정적으로 살핀다면 우주의 법계는 무궁무진한 실상의 가능성이 열린다.

화엄의 세계는 단지 신비로운 우주론이 아니다. 그것은 우리 삶의 방식, 공동체의 원리, 그리고 자비와 연기의 실천으로 이어지는 길이다. 하나의 티끌에 온 우주가 담겨 있듯, 연결의 힘, 공존의 의미, 한 존재가 다른 전체에 미치는 영향력을 새삼 자각한다면 지금 이 순간, 이 자리에서의 깨어 있는 마음 하나가 전체 세계에 영향을 미칠 수 있음을 「법성게」는 조용히 일러주고 있다.

화엄경 입법계품의 선재 동자 구법순례처럼
일상에서 틈틈이 수행에 정진해야 …

《화엄경》은 크게 80권, 60권 경으로 전해지고 있다. 특히 80권 화엄경의 백미라고 볼 수 있는 마지막 「입법계품(入法界品)」에는 선재동자(善財童子)가 53선지식을 찾아 법을 구하러 다니면서 문답한 내용이 널리 전해진다. 《화엄경》의 가르침에 대한 많은 이야기는 이곳에서 다룰 수 없을 만큼 방대한 내용이기 때문에 여기서는 끝없는 구법 수행을 하는 선재 동자에 대해서만 아주 간략하게 다루고자 한다.

경에서는 높은 수행자를 앞세우지 않고, 초롱초롱 빛나는 호기심 가득한 어린 동자의 이야기로 시작한다. 대승불교의 보살 중에 지혜가 제일인 문수보살은 선재동자의 반짝이는 눈망울에서 희망을 보았다. 법을 구하겠다는 순수한 믿음을 지닌 이 어린아이는 틀림없이 아무리 어려운 수행 환경을 맞이하여도 수행 정진을 끝까지 하여, 반드시 위가 없는 최상의 진리를 터득할 수 있을 것으로 본 것이다. 최초의 믿음으로 끝까지 수행한다면, 반드시 바른 법을 성취할 것이라는 유명한 말(初發心時便正覺)처럼 말이다.

문수보살이 선재동자에게 "온전하게 갖춘 법을 구하기 위해서 장차 53선지식을 찾아 법을 구하러 떠나겠는가?"라고 물으니, 기꺼이 그것을 수행하겠다고 단숨에 굳게 약속한다.

두 번째 만남은 문수보살의 가르침에 따라 덕운 스님으로 시작하여, 보살과 비구스님과 비구니스님 등의 훌륭한 수행자들로부터, 출가하지 않는 장자, 현자, 외도 바라문 등과 땅의 신과 밤의 신, 하늘의 신, 천인, 고고하게 살아가는 선인(仙人), 그리고 여신(女神)과 창녀 등 여인 20명이 들어 있다.

선재 동자는 53선지식을 만나고, 다시 문수보살 앞에 나아가 공손하게 합장 예경을 하였다. 그때 문수보살은 선재 동자의 머리를 어루만져 주시면서, "착하고 착하도다. 선재여, 만약 사람이 믿음이 없으면, 열심히 수행하여 공덕을 어느 정도 갖추었다고 하지만, 어리석은 세계에 빠져 중도에 그만둔다면, 열심히 닦아온 공덕은 헛되이 물거품이 된다. 게다가 작은 공덕에 만족해서는 안 된다. 큰 보살은 아무나 할 수 없는 있는 길이 아니니, 수행을 계속하여 힘쓰도록 하여라"라고 마지막 당부를 한다.

선재 동자는 한량없는 환희와 감동으로 하늘에라도 뛰어오를 듯했다. 때가 묻지 않은 믿음과 수행 실천의 공덕, 초발심에서부터 시작하여 끝까지 나아가는 불퇴전의 힘으로 결국 최상의 깨달음을 이루어 생로병사로부터 자유자재할 수 있는 자유로운 해탈인이 된 것이다.

우리 도반들도 끝까지 처음 가졌던 큰 믿음의 마음으로, 뒤로 물러서지 않고 하루하루, 순간순간 초롱초롱하게, 반짝반짝하는 호기심의 눈망울로 수행을 이어간다면 노화의 두려움을 물리치고, 나날이 깨어나는 행복한 사람이 될 것이다. 절대로 물러서지 말고, 인연 따라 목숨이 다하는 날까지 행복을 지키기 바란다.

부록

○
치매 예방, 몸과 마음을 깨우는 수행

○
치매 자가 진단법

○
자애경 사경하기

치매 예방
몸과 마음을 깨우는 수행

1. 지금 당장 오늘 어디서나 누구나 할 수 있는 수행

   — 가슴을 열고 천천히 들숨 날숨 호흡 알아차리며 반복하기
   — 저작 운동(윗니 아랫니 꼭꼭 씹으며 혀를 통해 입 안 청소)
   — 거울을 보면서 자기 자신에게 싱긋 싱긋 미소 노내며, 웃어보기
   — 팔과 다리를 움직이면서 간단하게 두들기거나 마사지하기
   — 천천히 일어나 한발 한발 앞으로 발뒤꿈치, 발바닥, 발가락이 차례로 마루나 바닥에 닿는 감각을 알아차리면서 30보 이상 걸어보기
   — 일어나 기지개를 하면서 고개를 뒤로 지그시 누르면서 숨을 들이쉬고, 잠시 멈추고 나서, 앞으로 숙이면서 숨을 길게 내쉬기 3~4회
   — 고개를 좌우로 천천히 흔들면서 들숨 날숨 호흡하기
   — 고개를 시계 침 방향으로 천천히 돌리면서 숨을 들이쉬고, 고개가 중간 가운데 올 때 숨을 길게 내쉬고 정면을 바라본다.
   — 시계 침 방향 반대로 고개를 돌리면서 천천히 숨을 들이쉬고 고개가 중앙 가운데 올 땐 숨을 길게 천천히 내쉬고 정면을 바라본다.

2. 몸에 근력을 키우기 위해서 방과 마루로, 밖으로 나가서 가능한 한 빠르게 가슴을 열고, 팔을 흔들면서 씩씩하게 걷는다. 하루에 3회 이상.

3. 야외에서, 최대한 자기 몸에 맞는 운동기구나 수영장을 활용한다.

4. 깊은 잠을 자기 위해 숙면을 하고자 할 때는 몸을 천천히 들숨 날숨으로 편안하게 이완한 후, 떠오르는 생각보다 자기 몸 부위 부위의 감각에 자애롭게 관심을 가지면서 천천히 어루만지며 스캔한다.

5. 음식을 맛있게 골고루 먹기 위해서, 먹기 명상 즉 한 종류의 식감을 세상에 태어나서 처음으로 먹어본다는 마음으로 충분하게 색깔과 향 등을 알아차리고, 이 음식을 마지막으로 먹는다는 마음가짐으로 천천히 꼭꼭 씹어 먹는다.

6. 하루에 두 번 이상 자기 자신이 좋아하는 노래 등을 가사를 써보거나 소리 내어 큰 소리로 불러 본다. 명상에서 만다라 명상처럼, 반복하여 한 문장을 계속해서 들숨 날숨을 크게

하면서 큰 소리로 자기 몸을 진동하여 깨워본다.

7. 평소에 좋아했던 책을 찾아 읽어보고, 마음에 드는 글자를 또박또박 써보는 글쓰기 명상도 좋다.

8. 평소 하는 일에 꾸준하게 호기심을 가지고, 무엇이든지 하고자 하는 마음을 가지고 직접 행동으로 실천해 본다. 방안의 정리정돈, 화분에 심은 꽃 가꾸기, 평소 좋아하고, 염려하는 가족들이나 알고 지냈던 분들이 늘 평안하고 행복하기를 기원하며 자애의 마음을 보낸다.

치매 자가 진단법

1. 오늘이 몇 월이고 무슨 요일인지 잘 모른다.
2. 자기가 놔둔 물건을 찾지 못한다.
3. 같은 질문을 반복해서 한다.
4. 약속하고서 잊어버린다.
5. 물건을 가지러 갔다가 잊어버리고 그냥 온다.
6. 물건이나 사람의 이름을 대기가 힘들어 머뭇거린다.
7. 대화 중 내용이 이해되지 않아 반복해서 물어본다.
8. 길을 잃거나 헤맨 적이 있다.
9. 예전보다 계산 능력이 떨어졌다.
10. 성격이 변했다.
11. 이전에 잘 다루던 기구의 사용이 서툴러졌다.
12. 예전보다 방이나 주변 정리정돈을 하지 못한다.
13. 상황에 맞게 스스로 옷을 선택하여 입지 못한다.
14. 혼자 대중교통 수단을 이용하여 목적지에 가기 힘들다.
15. 내복이나 옷이 더러워져도 갈아입지 않으려고 한다.

※출처: 치매 선별 질문지; KDSQ-C

자애경 사경하기

마음에 흔들림이 없이 고요함에 머물며, 자애로움을 닦고자 하는 이라면 무엇보다 먼저 거짓 없는 마음을 지니고, 올바름을 따르며, 몸과 말과 생각을 온화하게 다스려 절대로 교만하지 말아야 한다.

수행자는 작은 것에 만족할 줄 알며, 다른 이들에게 공양을 받을 때도 마음을 낮추어 (좋은 공양물 거친 공양물을 보고서) 들뜨거나 교만한 마음을 일으키지 않으며, 단순하고 소박한 생활로 오감의 욕망을 잘 다스리고, 탐욕의 마음을 멀리 여의고, 집착하는 마음을 끊고, 지혜롭고 예의 바르게 살아가야 한다.

슬기로운 이는 누구든 나무랄 만한 그 어떤 일도 행하지 않아야 하며, 이 세상 모든 존재가 안락하고 평화롭고 행복하기를!

살아 있는 어떤 존재든, 자기 자신에 대한 욕심이나 애착이 있든 없든, 길이가 길거나 중간이거나, 짧거나, 작거나 비대하거나, 보이거나 보이지 않거나, 가깝거나 멀거나, 이미 있는 것이거나 앞으로 태어날 모든 이들이 행복하기를!

어떤 존재든 속이지 않고, 어디서든 다른 이를 경멸하지 않으며, 분노나 증오 때문에 다른 이의 고통을 바라지 말라. 마치 어머니가 하나밖에 없는 자식을 자신의 목숨보다 소중하게 여기듯이 이 세상 모든 생명을 향해 가없는 자애의 마음을 키워나가라!

온 세상 일체의 세계에 대하여 위로 아래로 옆으로, 가로질러서도 막힘의 장애가 없고, 원한도 없고, 적의도 없이 무한한 자애의 마음을 닦을지어다. 서 있거나 걷거나, 앉거나 눕거나, 깨어 있는 동안 언제 어디서나 자애의 마음을 확립하는 것, 이것이 거룩한 마음가짐이다.

끝까지 삿된 견해에 집착하지 않고, 계행(자기 자신이나 다른 이들에게 상처를 주지 않는 행동)과 정견(세상을 자애롭게 바라보고 깨어 있는 마음의 눈으로 있는 그대로 보는 지혜)을 지니는 이는 감각적(눈, 귀, 코, 입, 몸) 욕망을 다스릴 수 있기에 다시는 윤회의 모태에 들지 않으리라.

늙지 않는 뇌의 비밀
마음 챙김 명상법

초판 1쇄 인쇄 | 2025년 8월 10일
초판 1쇄 발행 | 2025년 8월 15일

지은이 | 혜명 김말환

펴낸이 | 윤재승
펴낸곳 | 민족사

주간 | 사기순
기획홍보 | 윤효진
영업관리 | 김세정, 백지영

출판등록 | 1980년 5월 9일 제1-149호
주소 | 서울 종로구 삼봉로 81 두산위브파빌리온 1131호
전화 | 02)732-2403, 2404   팩스 | 02)739-7565
홈페이지 | www.minjoksa.org
페이스북 | www.facebook.com/minjoksa
이메일 | minjoksabook@naver.com

ⓒ김말환, 2025

ISBN 979-11-6869-088-2 03190

※ 잘못된 책은 바꿔 드립니다.
※ 저작권법에 의하여 보호를 받는 저작물이므로 무단으로 복사,
   전재하거나 변형하여 사용할 수 없습니다.